Barbara Zaruba • Sonja Wierk

Dem Leben wiedergegeben

Barbara Zaruba
Sonja Wierk

Dem Leben wiedergegeben

Erfolgreiche Selbsttherapie
bei Bewegungsstörungen wie
Schlaganfall, Parkinson, MS und
ähnlichen Erkrankungen

Herbig

Besuchen Sie uns im Internet unter
http://www.herbig-verlag.de

1. Auflage 2002
2. Auflage 2004
3. Auflage 2006
4. Auflage 2009
5. Auflage 2011 – Sonderproduktion

Umschlaggestaltung: Wolfgang Heinzel, unter Verwendung eines Fotos von Premium, Düsseldorf
Lektorat: Gabriele Berding
Zeichnungen S. 159, 209, 210, 211: Gisela Rüger, München
Satz: EDV-Fotosatz Huber/Verlagsservice G. Pfeifer, Germering
Gesetzt aus: Optima 10,5/13 Punkt
Druck und Binden: GGP Media GmbH, Pößneck
Printed in Germany
ISBN 978-3-7766-5034-1

Inhalt

Zum Geleit – Sonja Wierk

Ich möchte die SoWi-Therapie als mein Lebens-Werk bezeichnen – ich würde wohl nicht mehr leben, wenn ich die wunderbaren inneren Zusammenhänge in meinem Körper nicht entdeckt hätte. Dadurch habe ich selbst zu neuer Beweglichkeit zurückgefunden, und mit meiner Therapie erreiche ich mittlerweile immer mehr Betroffene und Interessierte, von denen ich durchweg positives Feedback erhalte.

Auf anhaltendes Bitten meiner Seminarteilnehmer, ihrer engagierten Pfleger und Therapeuten und nicht zuletzt der Angehörigen, die oft bis an die Grenzen der eigenen Belastbarkeit für ein zerebral gestörtes Familienmitglied da sind, ist nun das lange erwartete Begleitbuch zu meiner Therapie entstanden.

In den letzten Jahren boten mir Seminarteilnehmer immer wieder an, über mich und meine Therapie zu schreiben, aber ich zögerte lange. Manche haben – teilweise umfangreiches – Begleitmaterial zusammengestellt, es an mich und andere Teilnehmer weitergeleitet. Ich danke ihnen ganz herzlich für ihr Engagement.

Wenn die Zeit reif ist, dann ergibt sich das Nötige meist ganz von selbst, und so ist es auch jetzt geschehen: Mit Barbara Zaruba steht mir nun eine Autorin zur Seite, die aus eigener Erfahrung weiß, wie einschränkend es ist, wenn eine Störung des zentralen Nervensystems das Leben schlagartig verändert. Ihr Buch »Diagnose MS – Wie ich meine Hoffnung wiederfand« hat uns zu einem sehr fruchtbaren Erfahrungsaustausch angeregt, der uns einander näher brachte. Bei zwei Seminaren erfuhr sie an sich selbst die heilsame Wirkung der SoWi-Therapie.

Mithilfe dieses Buches wird es nun einem wesentlich größeren Kreis von Betroffenen ermöglicht, ihren kranken Körper wieder zu erreichen und Schritt für Schritt zu selbstbestimmter Beweglichkeit zurückzukehren. Es gibt nur einen Weg dorthin, er führt über die liebevolle Hinwendung zum Körper – und somit zu sich selbst.
Ich widme dieses Buch in tiefer Zuneigung allen, die unter einer Störung des zentralen Nervensystems leiden.
Ich widme ihnen dieses Buch in der festen Überzeugung, dass es eine Umkehrung des Krankheitsverlaufs herbeiführen kann, der eine positive Entwicklung möglich macht, *denn Gedankenkraft gibt Nervenkraft und Nervenkraft gibt Lebenskraft.*

Bremerhaven, im Juni 2002

Sonja Wierk

Vorwort – Barbara Zaruba

Ich bin froh, dass Sonja Wierk ihr Zögern überwunden hat und dieses von vielen erwartete Buch nun endlich herauskommt. Des Weiteren freue ich mich, dass gerade ich über ihre sensationelle Therapie schreiben darf, denn was sie sich während der Entwicklung dieser Therapie erarbeitete und erfühlte, ist einzigartig. Dieses Buch wird für Erkrankte eine große Hilfe sein und enormen Fortschritt in der Behandlung von zerebralen Bewegungsstörungen bringen, die in der Schulmedizin heute noch als unheilbar gelten.

MS, Parkinson, Schlaganfall heilbar? Und sogar bei Querschnittslähmungen Erleichterung möglich? Manchem scheint diese Aussage gewagt. Und gleich stellt sich die Frage: Darf man das? Hoffnungen erwecken, wo sonst die Hoffnungslosigkeit triumphiert?

Ja, man darf es, weil Hoffnung heilt und Verzweiflung tötet. Und man muss es sogar, wenn man den Beweis dafür so eindrucksvoll antreten kann wie Sonja Wierk. Wenn sie ein Seminar hält, steht die heute 77-Jährige ganz fest und trotzdem locker und entspannt auf ihren beiden Beinen. Es ist ein unglaubliches Pensum, das sie absolviert, vor Krankengymnasten, Feldenkraispädagogen, Ergotherapeuten, Heilpraktikern und immer öfter auch vor Ärzten. Stets sind auch Erkrankte dabei, denn sie liegen Sonja Wierk natürlich besonders am Herzen.

Oft spricht sie vor im Rollstuhl sitzenden ungläubigen Zuhörern. Andere haben frühzeitiger von Sonja Wierk und ihrer Therapie gehört und wollen nun von ihr erfahren, was sie tun können, damit sie nicht irgendwann

das gleiche Schicksal ereilt wie vor Jahrzehnten die jetzt so bewegliche und quicklebendige Seminarleiterin. Es fällt heute schwer, sich ihren früher wirklich bedauernswerten Zustand vorzustellen, ihre völlige Lähmung. Sonja Wierk hat ihrem damals noch schwer kranken Körper volle Zuwendung geschenkt und ihn mit der von ihr entwickelten Methode geheilt, wobei ihre ganze Aufmerksamkeit auf das Spüren des Körpers gerichtet war.
Meine Konzentration richtete sich im Gegensatz dazu völlig auf die psychologische Seite unserer Erkrankung, das seelische Erspüren. Interessant ist, dass wir auf diesen so unterschiedlichen Wegen die gleichen krank machenden Auslöser von MS entdeckten.
Ich stelle mir Sonja Wierks Methode als frische und vor allen Dingen sehr liebevolle Brise vor, die schon bald durch die Krankenzimmer und Praxen wehen und ganze Bereiche der Therapie revolutionieren wird.

München, im Juni 2002

Barbara Zaruba

Einleitung

Liebe Leserin, lieber Leser!

Sie haben zu diesem Buch gegriffen, weil Sie selbst ein Problem im zerebralen Bereich haben – oder eine Ihnen nahe stehende Person betroffen ist. Ist es eine Lähmung, die von einem Schlaganfall herrührt oder von Multipler Sklerose, ist es Parkinson oder eine Querschnittslähmung nach einem Unfall, die Ihr Leben so einschneidend verändert hat?
Jedenfalls ist es eine Störung des zentralen Nervensystems, die Ihnen verständlicherweise Angst macht, gerade weil der Arzt Ihres Vertrauens Ihnen schonend beizubringen versucht hat, dass »man da nicht viel machen kann«. Eventuell hat er sogar davon gesprochen »dass man da überhaupt nix machen könne«, das hat Sie erschreckt und das ist kein Wunder.

Deshalb hier zuallererst die gute Nachricht: Es ist definitiv nicht richtig, dass man nichts machen kann. Dieses Buch dokumentiert einen erstaunlichen Heilungsprozess, in dem eine völlig gelähmte Frau, Sonja Wierk, zu ihrer früheren Beweglichkeit zurückfand. Es führt den Beweis, dass es möglich ist, auch noch nach 20 Jahren Verlorengeglaubtes zurückzugewinnen.

Während der Lektüre des Buches stoßen Sie dann natürlich auf die nicht ganz so angenehme Nachricht (von schlechter Nachricht will ich hier gar nicht reden): Es ist leider keine Sache von Stunden, den Weg wieder in Richtung Gesundheit einzuschlagen. Was da in ihrem

Leben zutage trat und als Endergebnis die jetzige Störung hervorbrachte, hat meist auch eine Vorgeschichte, eine Vorlaufzeit sozusagen. Die muss gleichfalls »aufgearbeitet« werden, wenn Sie zur alten Beweglichkeit zurückfinden möchten. Ein wenig Geduld sollten Sie also schon aufbringen …

Möglicherweise ist es für Sie ein Problem, dass gleich am Anfang des Buches von einem wirklich dramatischen Krankheitsverlauf aufgrund einer schweren Krankheit berichtet wird. Sonja Wierk, die Dame, von der die Rede ist, ist jedoch mittlerweile 77 Jahre jung, putzmunter und heute weitaus beweglicher als die meisten ihrer Altersgenossinnen.
Die Therapie, die sie an sich selbst und für sich selbst erforscht und entwickelt hat, um wieder beweglich zu werden, die SoWi-Therapie, ist in vielen neurologischen Kliniken mittlerweile zum Begriff geworden. Sie ist Sonjas alleiniges geistiges Eigentum.

Alle Seminarteilnehmer tun es und auch ich darf Sonja Wierk duzen; im Buch werde ich das so beibehalten und nicht ständig von Frau Wierk berichten, sondern beim vertrauten Vornamen bleiben. Jedes *Ich* im Text bezieht sich auf mich, Barbara Zaruba, und Sonja ist und bleibt Sonja. (Wer sich selbst von förmlichen Sies der Anrede gestört fühlt, sollte einfach – ganz in Sonjas Sinn – für sich ein Du daraus machen.)
Übrigens: Sonjas Markenzeichen ist ein kleiner Marienkäfer, der sie als Maskottchen auf ihrem Weg begleitet hat. Ein Marienkäfer ist bekanntlich ein sehr mobiles Tier, das, so klein es ist, mit seinen sechs flinken Beinchen die Beweglichkeit symbolisiert, mit der Sonja heute wieder unterwegs ist und hoffentlich bald auch Sie.

Wenn Sie nicht gar so schlimm betroffen sind, könnte es sein, dass Sie sich Kapitel, in denen es um schwere Behinderungen geht, ersparen möchten und sie deshalb einfach überblättern. Ich würde Ihnen dies nicht empfehlen, denn das ganze Buch ist bereits Therapie, sie beginnt auf der ersten Seite und endet auf der letzten.

Und nun noch ein Letztes: Es werden oft Kapriolen geschlagen, um auch wirklich alle Leser und Leserinnen anzusprechen. Wenn ich von Patienten schreibe, meine ich damit selbstverständlich die beiderlei Geschlechtes, ebenso ist es natürlich bei Ärzten, Therapeuten und Heilpraktikern usw.

Sonja und mir ist natürlich völlig klar, dass von Multipler Sklerose wesentlich mehr Frauen als Männer betroffen sind, trotzdem bleiben wir beim allgemeinen Sprachgebrauch und verzichten auch hier auf die weibliche Form, um unsere Leser nicht mit Nebensächlichkeiten zu ermüden, denn wesentlich ist hier nur eines: die So-Wi-Therapie.

In diesem Sinne viel Erfolg und gute Besserung!

1.
Grund zur Hoffnung?

Die Ausgangslage war wirklich nicht viel versprechend

Multiple Sklerose, die Krankheit mit den 1000 Gesichtern, gilt als unheilbar. Als Erkrankter weiß man nie, welche Körperfunktion als Nächstes ausfallen oder betroffen sein wird. Kaum hat man sich mühsam mit einer Einschränkung arrangiert, ist oft schon das nächste Problem da. Ein völlig anderer Körperteil kann dann von Lähmung betroffen sein.

MS – bisher schien eine negative Entwicklung nicht umkehrbar

In immer enger werdenden Grenzen beginnt man aufs Neue, sein Leben zu organisieren – bis zum nächsten Schub, der vielleicht sehr bald kommt und wieder alles infrage stellen wird. Von einer Verschlechterung in die nächste, bisher schien diese Entwicklung nicht umkehrbar.

Bettlägerig und völlig gelähmt, mit allen Ausfällen, die ihre Erkrankung mit sich brachte, das war Sonja noch 1985. Sechzig Jahre war sie mittlerweile geworden und seit 25 Jahren immer unausweichlicher den Schüben der Multiplen Sklerose (MS) ausgeliefert.

Bettlägerig und völlig gelähmt

Ihre Arme und Beine waren gelähmt, das Sprechen fiel ihr schwer, schlucken war fast nicht möglich, hören und sehen konnte sie nur noch wenig, ihr Leben war trostlos geworden, an die Zukunft wagte sie schon gar nicht zu denken.

Nach einer Jugend in Kriegszeiten, nach langen und anfangs entbehrungsreichen Jahren der Sorge für ihre sechsköpfige Familie, war sie nun an einem Tiefpunkt angekommen, längst hatte sie auch ihre berufliche Tätigkeit aufgeben müssen.

Sonja war, was ihr besonders wehtat, durch die Krankheit dazu gezwungen worden, die von ihr gerne gepflegten Beziehungen zu Freunden und Nachbarn mehr und mehr aufzugeben. Zu ihren Kindern, die mittlerweile fast alle das Haus verlassen hatten, bestand natürlich weiter liebevoller Kontakt. Aber wenn sie mit Partnern und den Enkelkindern zu Besuch kamen, musste sie die Sorge für die lieben Gäste vollständig ihrem Ehemann überlassen. So wie sie im Laufe der Jahre auch das Erledigen der Hausarbeit, der Wäsche, der Arbeit im Garten und letztlich auch noch ihre Pflege an ihn hatte abgeben müssen.

Immer weniger konnte sie leisten

Immer passiver musste sie werden, immer weniger konnte sie mit ihren schwindenden Kräften noch leisten. Die Folge davon war, dass sie sich nicht nur nutzlos, sondern auch als Belastung empfand, ihren eigenen Körper als Fessel erlebte, ihn ablehnte. Und trotzdem musste sie in ihm leben und ihn gleichzeitig ständig überfordern, wollte sie trotz ihrer abnehmenden Reserven noch ein wenig zum täglichen Leben, zur Hausarbeit, zum Familienleben beitragen.

Eine berufstätige Mutter mit vier Kindern hat immer zu tun, und wenn sie MS hat, dauert es ewig, auch nur Kleinigkeiten zu erledigen, weil der Körper einfach nicht mehr mitspielt.

Das schmerzliche Fazit der vergangenen 25 Lebensjahre war: Das Leben war nur noch eine einzige Anstrengung, alles kostete Sonja unendlich viel Kraft, und im Vergleich zu ihrem großen Einsatz war das Ergebnis meist ernüchternd.

Es gab keinen Anlass mehr für Optimismus

Es gab für Sonja keinen Anlass mehr zu Optimismus. Unheilbar, keine Aussicht auf Besserung, so die Schulmedizin – schlechte Aussichten für die früher doch so lebensfrohe und tatkräftige Ehefrau und Großmutter.

Sonja standen zwar einige erleichternde Mittel zur Verfügung wie Rollstuhl und Spezialbrille, die halfen allerdings durch die ständige Verschlechterung ihres Gesundheitszustandes im Laufe der Zeit immer weniger. So war sie nach jahrelangen Kämpfen mit ihrem Körper am Ende doch im Rollstuhl gelandet, konnte diesen aber aus eigener Kraft überhaupt nicht mehr bewegen.
Sonja hatte außerdem eine »Fernrohrbrille« – bei 30facher Vergrößerung kann man dieses Hilfsmittel fast nicht anders nennen. Zu der hatte sie übergehen müssen, weil im Laufe der Jahre ihre Augen schwächer und schwächer geworden waren und ihre Brille deshalb immer stärkere Gläser benötigt hatte. Sie hatte sie benutzt, um noch ein wenig beim gemeinsamen Fernsehen dabei zu sein. Am Ende half auch diese Brille nichts mehr. Nicht nur, dass Sonja den unförmigen »Apparat« schon lange nicht mehr alleine aufsetzen konnte (mittlerweile brauchte sie für wirklich jeden Handgriff Hilfe), sie sah sogar mit dieser enormen Vergrößerung fast nichts mehr. Die Krankheit schien Sonja wirklich alles zu nehmen, aber sie ertrug es in demütiger Haltung, denn jedes Aufbegehren verschlimmerte ihren Zustand.

Jedes Aufbegehren verschlimmerte ihren Zustand

Im Winter 1985 hatte eine MS-Gruppe, der Sonja schon seit etlichen Jahren angehörte, eine Veranstaltung im 60 km entfernten Bremen angekündigt. Das Thema lautete: Bewusstheit durch Bewegung nach Moshe Feldenkrais.

Moshe Feldenkrais

Moshe Feldenkrais (1904–1984) war eigentlich Physiker. Er war immer ein begeisterter Sportler gewesen, und eine nie richtig ausheilende Knieverletzung war für sein weiteres Leben entscheidend, denn sie brachte ihn dazu, sich auf die Suche nach Heilung seiner Beschwerden zu begeben.

Die Ärzte rieten ihm zur Operation, aber die Chancen waren denkbar schlecht: Es stand 50:50, ob er sein Bein würde jemals wieder richtig bewegen können. Feldenkrais entschied sich gegen die Operation und begann, sich intensiv mit Neurologie, Anatomie und Biomechanik zu beschäftigen. Er wollte durch bewusstes Training neue Verknüpfungen zwischen Gehirn und Muskelzellen herstellen, er entwickelte Übungen, mit denen er Zugang zu den Lernzentren im Gehirn fand. Und es gelang ihm, seine Knieverletzung auszuheilen. In diesem Sinn zielt seine Methode auf eine Neuprogrammierung des sensomotorischen (s. Seite 110) Teils des Nervensystems. Feldenkrais-Lehrer, die diese Methode heute vermitteln, verstehen sich nicht als Therapeuten – sondern als Pädagogen.

Durch bewusstes Training neue Verknüpfungen zwischen Gehirn und Muskelzellen herstellen

Sonja hatte vorher kaum etwas von dieser damals noch nicht sehr weit verbreiteten neuen Methode gehört und wieder einmal hoffte sie, dass ihr endlich jemand helfen könnte.
Wenn sie es damals überhaupt für möglich hielt, dass eine Veränderung, eine Erleichterung (von einer Befreiung wagte sie gar nicht zu träumen) ihres Leidens vorstellbar war, dann erwartete sie dieses Wunder ganz selbstverständlich von außen. Hatte sie nicht über Jahre hinweg bei sich und anderen an MS Erkrankten die traurige Realität erlebt? Dass trotz aller Anstrengungen, trotz des festen Willens, nicht aufzugeben, die Krankheit unerbittlich fortschritt.

Sonja erwartete eine Erleichterung ihres Leidens höchstens von außen kommend

Ihr war klar, dass viel Aufwand erforderlich sein würde, um ihre Teilnahme an diesem Feldenkrais-Seminar möglich zu machen. Sie war schon ohne solche Sonderwünsche ständig von der Mithilfe ihrer Angehörigen, der Freunde und Therapeuten abhängig. Einerseits zögerte sie, schon wieder um Unterstützung zu bitten, andererseits wollte sie auch nach diesem Strohhalm greifen.

Hatten nicht alle, Therapeuten und Ärzte gesagt, dass man bei einer Schädigung des Zentralen Nervensystems im Grunde kaum helfen kann, vor allen Dingen nicht sich selbst?
Sonja wollte trotzdem versuchen, zum Veranstaltungsort zu gelangen, obgleich der Lebenskampf – auch ohne solche Termine außer Haus – schon schwer genug zu bewältigen war. Hilfe kam von ihrer Krankengymnastin, die ihr anbot, sie mit dem Auto zu dem Wochenendseminar zu bringen.

Sonja wollte unbedingt dabei sein

Sie wollte unbedingt dabei sein, auch wenn es in Bremerhaven kalt und ungemütlich war und sie von ähnlichen früheren Aktionen wusste, wie viel Kraft sie ihre Teilnahme bereits im Vorfeld kosten würde.
Und genauso war es dann auch. Ihr sich sperrender Körper, auf den sie selbst keinen Einfluss mehr nehmen konnte, wurde warm verpackt und unter Mühen in den Rollstuhl gesetzt.
Mit einem Auto wurde sie zum Veranstaltungsort gebracht. Drei Personen mussten sie hineintragen, sie war inzwischen völlig ermattet und lag, während andere begannen, die Vorgaben der Seminarleiterin umzusetzen, völlig bewegungsunfähig auf einer Matte, gepeinigt von unzähligen schmerzhaften Spastiken im ganzen Körper. Sie war unendlich zornig auf ihn und gleichzeitig, wie so oft, auch auf sich selbst in ihrer Hilflosigkeit.

Sonja gelang plötzlich etwas Verblüffendes

Deprimiert stellte sie fest, dass der enorme Kraftaufwand auch diesmal in keinem Verhältnis zum Erfolg zu stehen schien. Sie konnte nur daliegen und einfach zuhören – die von der Leiterin angeregten Bewegungen konnte sie nicht mitmachen, folgerichtig konnte sie ihnen weder nachspüren noch sie variieren.
Im Verlauf des Seminars gelang ihr dann plötzlich etwas Verblüffendes: Auf einmal konnte sie ihre ansons-

ten gelähmten Arme ein wenig bewegen. Ihre verkrampften und durch Spastik verdrehten Hände führten überraschende Bewegungen aus.

Nach dieser ersten Erfahrung mit der Feldenkrais-Methode ließ sich Sonja Wierk nach Hause bringen – was längst nicht so einfach war, wie es sich für einen Gesunden hier liest. Die Helfer mussten ihren widerstrebenden Körper gewaltsam biegen, damit sie überhaupt in ihren Rollstuhl hineingesetzt werden konnte. Es war wie immer, wenn nur wenig Zeit zur Verfügung stand – ein ständiger Kampf gegen den sich widersetzenden Körper, gegen sich selbst.

Ein ständiger Kampf gegen sich selbst

Es war natürlich auch ein erneutes verzweifeltes Aufbäumen gegen diesen Zustand, diese Krankheit und das eigene Schicksal, das unerbittlich schien.
Sonja Wierk konnte ihren Helfern kaum erklären, weshalb sie die ganze Tortur am anderen Tag erneut auf sich nehmen wollte. Wieder zu Hause, befielen sie auch Zweifel am Erlebten, denn die Bewegung ließ sich nicht wieder abrufen. sie sich alles bloß eingebildet?

Hatte sie sich alles bloß eingebildet?

Sie nahm trotzdem auch am zweiter Tag wieder teil, hoffend und bangend, dass noch einmal so etwas Ähnliches geschehen würde. Und es geschah, aber erst nach einiger Zeit.
Sie war diesmal im Rollstuhl sitzen geblieben, hörte nur zu und ganz plötzlich konnte sie mit ihren sonst unbeweglichen Armen die Hände zu den metallischen Greifringen an den Rädern bewegen, sie tatsächlich ergreifen, was sonst völlig unmöglich gewesen war. Sie konnte die Räder sogar ein klein wenig drehen und dadurch den Rollstuhl aus eigener Kraft ein Stückchen weiterbewegen. Dies war ihr schon lange nicht mehr gelungen, sie war völlig perplex und überglücklich.

Die mit so viel Energieaufwand erreichte Teilnahme an der Veranstaltung hatte also etwas bewirkt. Sonja hatte erlebt, dass Bewegung noch immer möglich war, sie wusste nur nicht, wieso ihr hier beinahe mit Leichtigkeit gelungen war, was sie ja auch vorher schon wieder und wieder versucht hatte, allerdings ohne jeden Erfolg.

Die Bewegung ließ sich nicht wiederholen

Wenig später zu Hause wiederholte sich der Spuk vom Vortag – es ging nichts mehr davon, was im Seminar plötzlich funktioniert hatte, gar nichts.

Die Feldenkrais-Methode – für zerebral gestörte Patienten nur bedingt nutzbar

Wieder hatte ein gelähmter Mensch erlebt, was Feldenkrais selbst in seinen Büchern bedauerte: dass es für zerebral gestörte Patienten extrem schwierig sei, einen Zugang zu seiner Lehre zu finden. Aufgrund ihrer Lähmungen seien sie ja gerade zu dem, was er für so wichtig halte, nicht in der Lage – sie könnten keinen gesunden Bewegungsabläufen nachspüren, um sie dann zu variieren.

Und kein Gesunder kann sich, so Feldenkrais, in dieses Unvermögen einfühlen. Weshalb nicht einmal er selbst seine Methode so weit modifizieren konnte, dass auch Menschen mit derartigen Lähmungen von ihr profitieren könnten.

Feldenkrais schreibt weiter, dass eines Tages jemand kommen würde, der diese Lücke schließen könne.

Sonja sagt heute über jenes Wochenende: »Keine einzige zusätzliche Verkrampfung hätte mehr Platz gefunden in meinem Körper, jeder einzelne Muskel war ja schon steinhart geworden, vor lauter Anstrengungen, über viele Jahre hinweg. Wenn nur noch eine einzige dieser quälenden Spastiken hineingepasst hätte, ich hätte – wie die letzten Jahre unter Aufbietung aller mir noch zur Verfügung stehenden Kräfte – versucht, die Anleitung der Seminarleiterin nachzuvollziehen. Ich wollte doch, ich war doch hier, um wieder beweglicher zu werden – aber es ging nichts mehr, gar nichts.«

Nach der Erfahrung des Wochenendseminars, vor allem aber mit der Erkenntnis, dass die hoffnungsfroh erlebten minimalen Bewegungsübungen daheim einfach nicht mehr klappten, ging es Sonja Wierk nicht gut. Wieder war der Zug an ihr vorbeigebraust und sie hatte nicht aufspringen können, wieder hatte sie Hoffnung in eine neue Methode gesetzt und erneut war sie enttäuscht worden.

Meist lag sie in den folgenden Wochen im Bett. Um nicht schmerzhafte Spastiken auszulösen, war sie zu einer bestimmten Lage »verurteilt«; jede Veränderung konnte zu quälenden Verkrampfungen führen, also musste sie stillliegen. Sie hatte unendlich viel Zeit, nicht einmal fernsehen oder lesen war noch möglich.

Sonja konnte nichts anderes tun als stillzuliegen

Sie lag also einfach da und gelegentlich wanderten ihre Gedanken zurück zu dem Seminar. Immer wieder dachte sie daran, wie ihre Arme, ihre Hände sich auf einmal hatten bewegen lassen. Sie überlegte ständig, weshalb im Seminar geklappt hatte, was daheim nicht mehr möglich war. Der Kummer und die Enttäuschung darüber waren natürlich groß – sie hatte doch so viel Hoffnung in dieses Wochenende gesetzt, so viel Mühe auf sich genommen, und nun sollte wieder einmal alles umsonst gewesen sein?

Sonja konnte es nicht ändern. Die Tage vergingen, und immer wieder dachte sie zurück an das Wochenende. Es dauerte eine ganze Weile, bis sie die gelegentlichen Zuckungen in ihrer Hand wahrnahm, und es verging noch einmal viel Zeit, bis sie richtig interpretierte, was ihre Hand da tat.

Gelegentliche Zuckungen in ihrer Hand

Bald war sie sich sicher: diese leichten Bewegungen, die sie immer wieder fühlte, waren überhaupt nicht schmerzhaft! Das waren keine unkontrollierbaren Spastiken. Immer deutlicher erkannte sie, dass sie offensichtlich mit der einfachen Kraft ihrer Gedanken, ihrer Gedanken an einmal erlebte Bewegungen – ohne jede körperliche Anstrengung – Bewegungen ihrer Hand auslösen konnte.

Mit der einfachen Kraft ihrer Gedanken konnte sie Bewegungen ihrer Hand auslösen

Erfreut und verwundert über dieses Erlebnis – und daran ist schon zu erkennen, dass ein enormer innerer Prozess in ihr abgelaufen sein musste –, versuchte sie jetzt nicht, ihre Hand mit Gewalt zum Gehorsam zu zwingen.

Diese offenbar neu geschaffene Nervenverbindung – fast möchte ich sie ein neues, noch sehr zartes Nervlein nennen – hätte sofort mit Kurzschluss reagiert, wenn Sonja ihre geballte Energie an ihr entlang geschickt hätte. Das hatte sie intuitiv ganz richtig erkannt. Noch eine völlig neue Reaktion hatte stattgefunden. Sie war nicht mehr zornig auf diese Hand, sondern Wärme, Mitgefühl und Zuneigung für diesen geschundenen Körper erfüllten sie. Sie erkannte, dass er sich ihr nicht böswillig verweigerte. Nein, er war krank. Die Verachtung, mit der sie ihn bisher für seine Ausfälle gestraft hatte, war einer Erkenntnis gewichen, die ihr Leben verwandeln würde. Sonja Wierk hatte ihre Einstellung zu ihrem Körper verändert. Schon damit begann die Heilung von Körper und Seele.

Kann es ein Glück sein, völlig gelähmt zu sein?

Kann es ein Glück sein, völlig gelähmt zu sein? Eine provozierende Frage, die sich aus folgender Überlegung ergibt: Hätte Sonja Wierk die leisen Signale ihrer Hand richtig interpretieren können, wenn sie noch im täglichen Kleinkrieg mit Haushalt und anderen Verpflichtungen gestanden hätte? Auf solche feinen, ganz leichten Bewegungen ist man nicht mehr eingestellt,

wenn man sich über Jahre angewöhnen musste, den Körper mit eiserner Hand zu regieren.
Ich bin sicher, sie hätte den Beginn dieser neuen, zarten Kommunikation nicht bemerkt – insofern war es wirklich ihr Glück, dass sie 1985 zur völligen Bewegungsunfähigkeit verdammt im Bett lag. Sie hätte wohl auch kaum die erforderliche Zeit zur »Kontaktpflege« mit ihrem Körper aufbringen können, wäre sie noch zur Erledigung häuslicher Pflichten in der Lage gewesen.
Sie hatte die Zeit, ein neues, völlig anderes Leben zu beginnen, aufgrund ihrer schweren Behinderung im Übermaß, sie konnte ja überhaupt nichts anderes tun. Aber sie konnte denken und fühlen, und auf einmal sah sie die inneren Zusammenhänge, verstand, wie es zu ihrer Krankheit gekommen war und auch, weshalb es so nicht weitergehen durfte.

Sie verstand, wie es zu ihrer Krankheit gekommen war

Und sie entwickelte eine Strategie, ihrem geschundenen Körper zu helfen – eine Strategie, von der sich später herausstellte, dass es die einzig richtige war.

Am Anfang aller Fortschritte stand das Spüren

Am Anfang aller Fortschritte stand das Spüren. Immer wieder betastete und befühlte sie mit ihrer Hand sich selbst und ihre Körperteile, auch ihre nächste Umgebung, also das Bett, das Bettzeug. Sehr viel konnte sie anfangs nicht spüren, denn ihre Empfindungsfähigkeit war am ganzen Körper sehr eingeschränkt und stellenweise total verfälscht. Gerade die bei Gesunden so sensiblen Fingerspitzen waren bei ihr am Anfang noch völlig taub.
Sie litt am ganzen Körper unter Gefühlsstörungen, die bei Multipler Sklerose die Verbindung zum Körper enorm erschweren. Sie treten als Taubheit, als schmerzhafte Kälte- oder Verbrennungsempfindungen auf, die sich über große Hautpartien erstrecken. Weil sie so unangenehm sind, werden heute in Kliniken

schwere Psychopharmaka dagegen eingesetzt. Dank dieser Medikamente gelingt es den Betroffenen, die Schmerzen ein wenig auszublenden, sie treten in den Hintergrund und sind nicht mehr ganz so quälend. Die Kehrseite beim Einsatz dieser Mittel ist, dass damit nicht nur der Kontakt zum eigenen Körper zerstört oder mindestens extrem erschwert wird – mit einer schweren MS steht der Patient oft unter einer Vielzahl von Medikamenten, deren gebündelte Nebenwirkungen ihn seelisch völlig verändern.

Ein neuer Lebensabschnitt war für Sonja angebrochen

Ein neuer Lebensabschnitt war für Sonja angebrochen – eine Besserung war eingetreten, was niemand mehr für möglich gehalten hatte. Sonja spürte die kleinen Veränderungen in sich und wurde sehr zuversichtlich. Optimistischer als jemals zuvor in den letzten 20 Jahren blickte Sonja in die Zukunft. Sie wusste, dass ihr Leben sich zum Guten verändern würde.

Während Sonja an sich arbeitete, ihren Körper in zunächst kleinen Schritten zurückeroberte, wurde ihr immer klarer, wie sehr sie in den letzten Jahren auch seelisch gelitten hatte. Sie sah plötzlich, wie sie in vielen Bereichen abgestumpft war, sowohl durch die Schwere ihrer Behinderung als auch aufgrund der sedierenden Medikamente. Wie wenig hatte sie dabei sie selbst bleiben können! Es war so vieles zu verändern, nicht nur körperlich, sie stand am Anfang eines zweiten Lebens.

Es war so vieles zu verändern

Plötzlich hatte sie eine völlig veränderte, viel liebevollere Sicht auf sich selbst, die zu neuen Erkenntnissen führte.

Eine klarere Abgrenzung der eigenen Person gegen andere fiel ihr mit ihrem neuen Wissen auf einmal leicht, auch die Beurteilung und gegebenenfalls Ablehnung der vielen – ja gut gemeinten – Hilfsangebote, die sie trotzdem unter Druck gesetzt und häufig überfordert hatten. Sie sah, dass es für ihren Gesundungsprozess notwendig, ja unabdingbar war, sich selbst wesentlich mehr als früher in den Mittelpunkt ihres Lebens zu stellen.

Wichtig: Sich selbst mehr in den Mittelpunkt des eigenen Lebens stellen

Zwar hatte sich in den letzten Jahren schon irgendwie alles um sie gedreht, aber diese Form der Aufmerksamkeit wollte sie nicht mehr auf sich ziehen. Sie wollte gesund werden, sie wusste, wie sie es beginnen musste, und ihr war auch klar geworden: Wenn ich all das tue, was ich als richtig erkannt habe, dann helfe ich nicht nur mir, ich helfe auch all denen, die jetzt mit meiner Pflege belastet sind.
Wenn ich es nicht tue, werde ich nur immer elender werden, immer hilfsbedürftiger und immer unglücklicher.

So eindrucksvoll hatte sie die Kraft ihrer Gedanken an sich erfahren, dass sie darauf vertraute, dass diese Kraft weiter wirken und sie wieder ganz gesund machen würde.

Sonja setzte von Anfang an ihre Gedanken für ihre Heilung ein

Sonja setzte von Anfang an ihre Gedanken für ihre Heilung ein. Sie konnte zwar noch leise zu sich sprechen, aber selbst diese Anstrengung vermied sie zunächst. Ihr ständiges Werkzeug waren ihre Gedanken, mit ihrer Hilfe konnte sie den Kontakt zu ihrem Körper wiederherstellen und ihn auch aufrechterhalten. Sie spürte, wie die Beziehung zu ihrem Körper sich mehr und mehr intensivierte, wie er immer direkter auf das reagierte, was sie dachte.
Völlig entspannt und voller Zuversicht, dass ihr Körper sich nicht mehr verweigern würde, begann sie damit, ihn zurückzugewinnen.

»Meine Hand, meine Finger«, sagte sie manchmal ganz leise zu sich selbst, und sie dachte es häufig, immer wieder, mit liebevoller Anteilnahme. Sie versuchte, die

Finger aneinander zu reiben, sie überhaupt erst einmal zu spüren. Sie befühlte, betastete die Unterlage, auf der ihre Hände ruhten, fühlte, so gut es ging, deren Beschaffenheit. War die Unterlage hart oder weich? Rau oder glatt? Auch die Temperatur bemühte sie sich herauszufinden. War etwas warm oder kühl?

Manchmal tat sie vor lauter Freude des Guten etwas zu viel, aber inzwischen war sie ganz behutsam mit sich geworden und merkte schnell, was diese Übertreibungen auslösten. Mehr und mehr kam sie zu der Einsicht, dass sogar zu intensives Denken und Spürenwollen die gefürchtete innere Spannung verstärkte.

Sogar zu intensives Denken konnte die innere Spannung verstärken

Mit gezielter Lockerung des ganzen Körpers lernte sie, dieses Zuviel an Spannung auszugleichen.

Was in ihrem Blickfeld zu erkennen war, was sie in ihrer nächsten Umgebung mit Augen und Händen erreichen konnte, das war jetzt nicht mehr vor ihr sicher. Alles musste befühlt und betastet werden. So eroberte sie sich zunächst ihre direkte Umgebung mit den Augen und Händen zurück, und gerade diese Tatsache trug später ungemein zur Besserung bei.

Sie war so voller Freude über die Entdeckungen und so fasziniert von den neuen Entwicklungen, dass sie sich überhaupt nicht mehr davon losreißen konnte, die Wirksamkeit ihrer Gedanken zu spüren.

Sonja war voller Freude über die neuen Entwicklungen

Mit Augen und Händen, unterstützt von ihren Gedanken, eignete sie sich die Welt wieder an. Mit Geduld, Konsequenz und viel, viel liebevoller Bereitschaft, den Körper so anzunehmen, wie er jetzt war, und in der sicheren Gewissheit, dass sie diese Realität verändern konnte. In ihrem Körper sah sie nicht mehr den Gegner, den sie so viele Jahre verzweifelt bekämpft hatte, sie erkannte in ihm einen guten Freund, der ihrer Hilfe bedurfte ...

Während sie ihre gesamte Realität veränderte, wurde ihr klar, dass es – neben der körperlichen Beweglichkeit, neben den auf den Alltag bezogenen vielfältigen Aktivitäten, noch ein anderes, ein tieferes Lebensgefühl gab.

»Ich lebe ja«, sagte sie immer wieder zu sich. »Ich atme, ich lebe. Ich spüre wieder.« Ganz verwundert und beinahe ehrfürchtig spürte sie ihren Atem ein- und ausströmen, nahm die vielen kleinen Anzeichen von Bewegung wahr, die in ihr waren.

»Ich lebe ja«, sagte sie immer wieder zu sich

Sie spürte tief in ihrer Seele die große Freude des Seins. Dieses Lebensgefühl, so erkannte sie weiter, lag auf einer völlig anderen Ebene, war möglich trotz aller Einschränkungen, trotz Lähmungen, Unbeweglichkeit und sogar Schmerzen.

Diese – spirituelle – Ebene für sich zu entdecken, war ihr nicht über Aktivität und Anstrengung gelungen, dieses Ziel erreichte sie über eine ganz neue Gelassenheit, die ihr plötzlich einen anderen Blickwinkel erlaubte.

Achtsamkeit ist ein Begriff aus den Philosophien des Ostens, aber es beschreibt Sonjas Empfinden am allerbesten.

Sie überließ sich der Atmung, um ihr Leben zu erleben. Einfach daliegen, nichts wollen, nichts fordern, nichts erwarten. Nur die leichten Bewegungen spüren, die sich im Körper abspielen. Und dieses Gefühl der Leichtigkeit war in ihrem ja noch immer schwer kranken Körper möglich!

Einfach daliegen, nichts wollen, nichts fordern, nichts erwarten

Als Nächstes begann sie sich zu fragen, ob auch andere Körperteile, auch die gestörten inneren Organe in der gleichen Weise auf ihre Gedanken, ihre Zuwendung reagieren würden.

Könnte sie durch ihre gedankliche liebevolle Hinwendung auch mit ihrer Kehle, ihrer Blase, ihren Füßen und Beinen wieder Verbindung aufnehmen? Die vielen Funktionen wiedererlangen, die sie bereits für immer verloren geglaubt hatte? Immer wieder sandte Sonja ihre Gedanken in ihren gelähmten Körper. Und sie hatte Erfolg!

Eines Morgens kam die große Überraschung

Eines Morgens kam die große Überraschung. Sonja, die sonst liegend auf ihr Frühstück und ihre Versorgung gewartet hatte, setzte sich im Bett auf. Es war ihr gelungen, ohne darüber nachzudenken. Ohne große Anstrengung erwartete sie sitzend ihren sprachlosen Ehemann, der seinen Augen nicht trauen wollte.

Bitte machen Sie sich immer wieder klar:

Sie haben auf jeden Fall die Möglichkeit, Ihren Gesundheitszustand deutlich zu verbessern, selbst wenn Ihre Behinderung schon lange besteht. Richten Sie beständig Ihre Gedanken auf Ihren Körper, fühlen Sie ihn in jeder Situation, in jeder Position! Machen Sie das Spüren Ihres Körpers zu Ihrer Lieblingsbeschäftigung. Liebevolle Zuwendung und Geduld sind die Voraussetzungen, die Umkehr zur Gesundung zu schaffen!

Die große Wende – anders leben mit MS

Mit dem Kennenlernen der Feldenkrais-Methode war Sonja zwar noch nicht der endgültige Durchbruch gelungen, aber die Begegnung mit ihr eröffnete Sonja einen anderen, den richtigen Weg. Lange Jahre hatten Ärzte, Therapeuten und Heilpraktiker mit all ihren Möglichkeiten versucht, Sonja zu helfen. Manches konnte erleichtert werden, doch dauerhaft verbesserte sich nichts. Sie war dankbar für alle Hilfen gewesen, hatte ihre Kraft und ihren Willen dazugenommen, hatte alles versucht, was sie noch versuchen konnte, aber es war immer schlimmer geworden mit ihrer Krankheit.

Die Feldenkrais-Methode eröffnete Sonja einen anderen, den richtigen Weg

In einem Bericht an andere Erkrankte schreibt sie 1986: »... ich hatte doch immer versucht, Hände und Füße zu bewegen, sie und den übrigen Körper zu spüren ... Und dann, alles kam so plötzlich, wie von Geisterhand gehoben kam ich eines Morgens im Bett zum Sitzen hoch. Wie war es möglich, dass auch meine Beine sich hoben, die sonst nur mithilfe anderer angehoben worden waren? Da waren Füße, die mich trugen, ich konnte fest auf ihnen stehen, bald konnte ich den Löffel wieder sicher zum Mund bringen, welch ein Glücksgefühl! Ich konnte die großen Überschriften in der Zeitung entziffern, bald auch die Artikel wieder lesen ... Als ich am 17. Januar 1986 in die Klinik kam, in der ich schon ein Jahr zuvor gewesen war, konnte ich bereits einige Schritte gut gehen.

»Wie war es möglich, dass auch meine Beine sich hoben?«

Aber nur so lange, bis die Krankengymnastin zu mir sagte, ich solle doch auch die Arme bewegen beim Gehen. Ich bat sie, mir zu helfen, auch dies wieder zu erlernen, aber kaum dass sie mich berührte und mir zeigen wollte, wie ich es machen sollte, war es vorbei mit meinem Gehen. Mein ganzer Körper reagierte mit totaler Spastik auf diesen von außen kommenden Reiz, ich musste mich sofort in den Rollstuhl setzen, es war vorbei mit meiner Beweglichkeit. Eine Erkenntnis, die sich in den letzten Wochen bereits angebahnt hatte, fand nun endgültig ihre Bestätigung …«

Von außen kommende Reize konnten nicht mehr aufgenommen werden

Sonjas totale Überforderung und Reizüberflutung während der letzten 20 Jahre wurde in der Abwehr der ja wirklich wohl wollenden »Einmischung« der Therapeutin sichtbar. Sie konnte keinen einzigen Reiz mehr in sich aufnehmen, der von außen kam, ohne dass ihr »System« zusammenbrach. Darauf hatte ihr Körper sie aufmerksam gemacht, indem er plötzlich die Mitarbeit verweigerte.

Für einen Gesunden wäre der Vorschlag der Therapeutin natürlich nicht zum Problem geworden, er hätte dadurch die Kontrolle über den eigenen Körper nicht verloren.

Anders war es bei Sonja, die ihre ganze Konzentration brauchte, um einfachste Bewegungen auszuführen. Was sich in ihrem Leben zur Überbelastung aufgetürmt hatte, beschränkte sich auf ganz normale, alltägliche Anforderungen an sich selbst und ihres Umfeldes an sie.

Permanente Impulse wurden zu einer totalen Reizüberflutung

Jeder ihrer unzähligen und verzweifelten Versuche, ihren gelähmten Körper trotz seiner Schwäche und gleichzeitigen Erstarrung mit Willenskraft zu bewegen, hatte ihren körperlichen Zustand nur immer noch verschlimmert. Für ihren Körper wurden diese permanenten Impulse zu einer totalen Reizüberflutung, die er nicht mehr umzusetzen vermochte, und gegen die nicht nur er, sondern auch ihre Seele sich sträubte.

Vielleicht ist es für einen Gesunden einfacher, sich Sonjas Befinden vorzustellen, wenn ein kleines Beispiel diese Überforderungssituation verdeutlicht.
Wenn man ein Musikinstrument gut beherrscht, dann ist es eine Freude, in einem Konzert mitzuwirken, einem Orchester anzugehören.
Wenn man nicht mit seinem Instrument umgehen kann, aber trotzdem gezwungen ist, jede Aufführung aktiv mitzumachen, dann ist das ständiger Stress. Der führt garantiert zu großen Aggressionen, vernichtet jedes Selbstwertgefühl und lässt die Angst davor, negativ aufzufallen, ins Unermessliche steigen.
Wahrscheinlich wird man anfangen wie besessen zu üben, womit auch Menschen mit Multipler Sklerose als Erstes ihrer Krankheit zu begegnen versuchen. Das hilft aber in diesem Fall nichts, es schadet eher. Die eigenen Ängste, die Erwartungen an sich selbst und die Angst, vor anderen als Drückeberger zu gelten, lähmen mehr und mehr.

»Üben« schadet eher

Bitte machen Sie sich immer wieder klar:

Es ist wenig sinnvoll, kranke Körperteile auf die gleiche Art und Weise zu trainieren, wie man es mit gesunden machen würde.
Erfühlen Sie Ihren Körper, bevor Sie ihm eine Anweisung erteilen. Schicken Sie keine Befehle in Ihren Körper, die er noch nicht ausführen kann. Lassen Sie sich davon überraschen, wie viel Ihre konsequente Konzentration auf den erkrankten Körperteil bewirken wird. Und vergessen Sie nicht: jede Überforderung von Körper und Seele führt tiefer in die Krankheit.

Hoffnung heilt, Verzweiflung tötet

Längst könnte in den Kliniken, in die Neuerkrankte voller Angst und Unsicherheit eingewiesen werden und in denen dann die Diagnose MS gestellt wird, bekannt sein, dass man mit diesem Befund von Anfang an völlig anders umgehen kann.

Ein MS-Patient erfährt meist als Erstes, dass es keine Heilung für ihn geben könne

Ein Patient mit MS erfährt im so genannten Aufklärungsgespräch, dass es keine Heilung für ihn geben kann. Er erfährt darüber hinaus, dass es im Laufe der Jahre immer schlechter um ihn bestellt sein wird. Damit schickt man ihn nach Hause.

In vielen Krankenhäusern wird die Diagnose MS vor dem Patienten so lange es geht verheimlicht. Mediziner tun sich verständlicherweise schwer bei einem solchen, natürlich nicht einfachen Gespräch, bei dem sie einem meist noch jungen Menschen solche tristen Perspektiven für sein weiteres Leben in Aussicht stellen müssen.

Auch Verheimlichen der Krankheit ist nicht hilfreich

Das Verheimlichen ist jedoch weder hilfreich noch klug. Kein Mensch auf dieser Welt kann mit ständig schwindenden Kräften ein ganz normales Leben weiterführen, wie immer wieder von Ärzten empfohlen wird.

Selbst wenn man davon ausgeht, dass anfängliche Zurückhaltung bei neuen Therapieformen in der Schulmedizin wohl gottgegeben ist, dann müssen sich Kliniken und Mediziner in meinen Augen heute den Vorwurf gefallen lassen, dass sie eine Entwicklung verschlafen, die den ihnen anvertrauten Patienten völlig neue Perspektiven bietet.

In jedem Krankenhaus mit einer neurologischen Abteilung könnte heute – völlig gleichwertig mit anderen Therapieabteilungen – ein ausgebildetes Team von So-

Wi-Therapeuten den Erkrankten dabei helfen, die anfangs noch kleinen Schäden im zentralen Nervensystem zu beheben.

Wie könnte ein anderer Umgang mit MS und anderen zerebralen Bewegungsstörungen aussehen?

Wie könnte dieser andere Umgang mit MS und anderen Störungen im zerebralen Bereich in der Realität aussehen? Der Arzt würde seinen Anfangsverdacht, dass möglicherweise eine Störung im zentralen Nervensystem vorliegt, sofort mit dem Betroffenen besprechen, um in der Therapie keine Zeit zu verlieren.
Die Diagnose hätte einen Großteil ihres Schreckens verloren, es bestünde die Möglichkeit, noch in der Klinik umfassend aufzuklären. Und zwar nicht – wie bisher – über die möglichen Hilfsangebote, die ein Kranker später von der Gesellschaft erwarten darf. Nicht darüber, ab wann man eventuell die Pflegeversicherung in Anspruch nehmen kann, wann man eine Rente erhalten wird oder wo andere Hilfen zu bekommen sind, wenn man irgendwann im Rollstuhl gelandet ist.
Diese deprimierenden Gespräche nach einer niederschmetternden Diagnose sind es, die z.B. nach einem Schlaganfall, bei der Parkinson'schen Krankheit oder MS einen Menschen, der sich vor kurzer Zeit noch völlig gesund glaubte, endgültig den Boden unter den Füßen wegreißen.

So käme Zuversicht in die Krankenzimmer

Das ärztliche Gespräch könnte eine in der Klinik angebotene Therapie einleiten, die später zu Hause von niedergelassenen Neurologen in Zusammenarbeit mit dafür ausgebildeten Therapeuten fortgeführt wird und zur Besserung der Krankheit beitragen wird. So käme Zuversicht anstatt der großen Verzweiflung in die Krankenzimmer, und zwar von Anfang an. Ein derartiger Umgang mit zerebralen Störungen wäre auch für das Klinikpersonal wesentlich befriedigender, weil Hilfe angeboten und Erfolge eingeleitet werden können, wo

man heute bestenfalls die Verzweiflung in Grenzen zu halten versucht.
Der Arzt teilt also dem Patienten mit, dass er eine Schädigung im zentralen Nervensystem festgestellt hat – was immer ein Schock für den Betroffenen sein wird –, aber dann erfährt er sofort auch,

- dass so ein Schaden auszubessern ist, wenn er bereit ist zur Mitarbeit,
- dass er nicht gegen seinen Körper arbeiten darf, sondern mit ihm zusammenarbeiten muss und
- dass man ihm genau dies in der Klinik beibringen wird.

In der psychologischen Abteilung folgt ein weiteres, vertiefendes Gespräch über die möglichen Ursachen, Hintergründe und Auslöser der Erkrankung. Dieses Thema ist besonders wichtig bei MS, die eine entzündliche, chronische Erkrankung ist, die sich mit ständigen Schüben immer weiter verschlechtern könnte.
Der Patient wird so nicht nur über die tatsächliche Therapie informiert, sondern auch darüber, wie er vermeiden kann, immer wieder in ähnliche Situationen hineinzugeraten. Er bekommt eine Liste der niedergelassenen Psychologen in seinem Heimatort, die ihn weiter betreuen und ihm helfen werden, nicht in einen Kleinkrieg mit sich und seinem Körper zu geraten, den Patienten mit der Diagnose MS oder Parkinson bisher kaum vermeiden konnten.

Der Patient erhält viele wichtige Informationen

Aus solchen Gesprächen geht der Patient sicher auch nicht gerade hochgestimmt hervor, denn schließlich fühlte er sich ja ein paar Tage vorher noch recht gesund. Er weiß aber nun, welche Krankheit er hat, wie er mit dieser Diagnose am besten umgeht und vor allem, dass er selbst etwas zur Verbesserung seines Gesundheitszustandes tun kann. Von unheilbar muss nicht mehr die Rede sein, wohl aber von Verantwortung und Fürsorge für den eigenen Körper.

Weil gerade eine chronische Erkrankung wie die MS sehr viel Angst einflößt und die Aussicht, dass die Erkrankung immer dramatischer verlaufen wird, jede Zukunftsperspektive trübt, ist eine einfühlsame Beratung so wichtig. Natürlich will man sich über die eigene Krankheit dann auch informieren, weil man sich ein wenig sicherer fühlt, wenn man den »Gegner« kennt.

Eine einfühlsame Beratung ist äußerst wichtig

Es gibt ganz entsetzliche Bücher über MS, von denen man die Finger lassen sollte. Sie nehmen einem Menschen, der sich mit seiner Krankheit auseinander zu setzen beginnt, jede Hoffnung.

Mit Schrecken erinnere ich mich noch heute an »den Bauer«, der mir in die Hand gedrückt wurde, kaum dass ich die Diagnose erfahren hatte.

Gott sei Dank gibt es mittlerweile neue Literatur zu diesem Thema, die man Neuerkrankten in die Hand geben kann:

Ganz hervorragende Bücher über Multiple Sklerose, die keine Panik schüren, sondern auch für Laien verständlich und sachlich über die Krankheit informieren, ohne zu beschönigen, sind von dem Neurologen Dr. Wolfgang Weihe erschienen. Sie heißen »Warum die MS besser ist als ihr Ruf« und »Was Sie schon immer über MS wissen wollten ...« (s. Anhang »Literatur«).

Bitte machen Sie sich immer wieder klar:

Nur Sie selbst können die Verantwortung für Ihren Körper übernehmen. Geben Sie diese nicht einfach ab an Ärzte, Pfleger oder Therapeuten. Sie selbst sind der Einzige, der Ihrem Körper wirklich helfen kann, denn Heilung kommt immer von innen. Kümmern Sie sich liebevoll um sich selber, um Körper und Seele, denn nur wenn Sie diese Einheit wieder herstellen, können Sie sich selbst helfen.

Feindbild Körper

Jedes Krankheitsbild hat seine eigenen Härten

Jedes Krankheitsbild hat seine eigenen Härten, man kann die in diesem Buch angesprochenen Bewegungsstörungen nicht wirklich miteinander vergleichen. Während beim Schlaganfall diese Veränderung plötzlich, mit einem Schlag eben, eintritt, ist es bei MS und auch bei Parkinson die schleichende Verschlechterung, die besonders unsicher macht.
Andererseits ist für Schlaganfallpatienten gerade diese Plötzlichkeit das ausschlaggebende Problem – viele sind der Meinung, dass eine chronische Erkrankung längst nicht so unerbittlich ist wie die ihre. Dieses von einer Sekunde auf die andere eingetretene Ereignis hat schlagartig das Leben so völlig verändert, dass der eigene Körper einem völlig fremd wird und alles infrage gestellt ist.

Der Kleinkrieg gegen den Körper hat unterschiedliche Hintergründe

Der Kleinkrieg gegen den eigenen Körper, der bei vielen zerebralen Störungen nahezu unausweichlich scheint, hat also je nach der Erkrankung unterschiedliche Hintergründe.
Bei Multipler Sklerose, der Krankheit, unter der Sonja litt und die sie überwinden konnte, tobt dieser Kampf über Jahre hinweg. Ihn beenden zu können, die vielfachen unterschiedlichen Lähmungen im ganzen Körper wieder zu beseitigen, ist nicht nur eine Gnade, es ist ein sehr deutliches Indiz dafür, dass Sonja wirklich den richtigen Weg gefunden hat und ihn natürlich auch mit unglaublicher Konsequenz gegangen ist. Sie hat gezeigt: Mit liebevoller Zuwendung ist sogar ein Körper zurückzugewinnen, der schon über viele Jahre hinweg Schädigungen erlitten hat.

Was anderen mit einer zerebralen Störung gleichfalls Mut machen kann, ist die Tatsache, dass es kaum ein vielschichtigeres Krankheitsbild geben kann als Sonjas frühere Krankheit. Wer wie sie dermaßen unterschiedliche Lähmungen besiegt hat, hat großes Wissen erworben, das er anderen zur Verfügung stellen kann.

Sonja hat großes Wissen erworben, das sie anderen zur Verfügung stellen kann

Bei MS ist der Krankheitsverlauf schleichend, deshalb bekommen Außenstehende die einzelne Störung, die selbstverständlich eine gravierende Beeinträchtigung im Gesamtbefinden nach sich zieht und die einen Neuerkrankten zutiefst verunsichern muss, selbst bei ihnen nahe stehenden Personen gar nicht in ihrer vollen Härte mit.

Daran, dass man als Erkrankter kein großes Aufhebens von seiner Krankheit macht, mag bereits eine ganz persönliche seelische Struktur mitbeteiligt sein: Es fällt schwer, sich darüber mitzuteilen, wie verunsichert, ja verzweifelt man ist, wie schlecht man sich fühlt (weil man sich so schlecht fühlt). Man begreift es ja selbst nicht, was da körperlich in einem vorgeht. Und die ersten Ausfälle sind immer nur eine subjektive Katastrophe, objektiv ist wirklich noch nicht viel passiert.

Lassen Sie sich »stören«, wenn Sie die Diagnose MS soeben erst bekommen haben! Es ist etwas ganz Schlimmes geschehen, spielen Sie es nicht herunter, lassen Sie nicht zu, wenn es jemand bagatellisieren möchte. Nur Sie selbst können spüren, wie viel da in Unordnung geraten ist. Nur Sie selbst können das Rad zurückdrehen, jetzt ist es noch besonders leicht möglich; beginnen Sie sofort damit, dann ist der Rückweg noch nicht so weit.

Lassen Sie sich »stören«, wenn Sie die Diagnose MS soeben erst bekommen haben!

Einige Erklärungsversuche bezüglich ihres Befindens starten Erkrankte zwar, stoßen damit aber in der Regel nicht auf wirkliches Verständnis. Man wird allmählich immer müder, seine Ausfälle und die sich daraus ergebende seelische Verfassung immer wieder zu erklären. Andere sehen ja zunächst wirklich nichts von der Krankheit, anfangs ist sie etwas, das sich nur im Inneren abspielt, trotzdem ist sie ständig präsent. Einen Gipsverband am Bein kann jeder sehen, damit stößt man auf Rücksichtnahme und erhält jede Menge Hilfsangebote.

Mit einem Gipsverband erhält man oft mehr Hilfsangebote

Anders ist es bei MS, weil sie nicht nur im Anfangsstadium für andere unsichtbar ist, sondern weil sie selbst später nicht das Ausmaß der subjektiv empfundenen Beeinträchtigung erahnen lässt.
Die sensible Wahrnehmung des eigenen Körpers ist meist als Erstes gestört, was unglaublich irritierende Empfindungen nach sich zieht, die aber kein anderer sehen kann. Einige Körperregionen fühlen sich plötzlich ganz fremd an, als wären sie mit einer Wachsschicht überzogen oder eingeschlafen, und man wartet voller Panik nur darauf, dass auch die Funktion ausfallen wird.
Im weiteren Sinn für sich und seine Ängste sensibel zu werden, für die eigene psychische oder körperliche Überforderungssituation, fällt Erkrankten nicht leicht (s. mein Buch: Zaruba: »Diagnose MS…«, s. »Literatur« im Anhang).

Verhaltensweisen der Erkrankten ähneln sich bei MS oft

Von einer MS-Persönlichkeit möchte ich nicht sprechen, wohl aber davon, dass sich Verhaltensweisen der daran Erkrankten sehr oft ähneln. Nicht umsonst sind Sonja und ich sehr schnell darin übereingekommen, wo im seelischen Bereich anzusetzen ist, um dem körperlichen Abbau Einhalt zu gebieten.
Ein sicherlich gleichfalls bedenkenswerter Punkt ist, dass an Multipler Sklerose überwiegend Frauen erkranken. Wenden sich hier die alten – und leider noch im-

mer wirksamen – Ideale der weiblichen Sozialisation ins Selbstzerstörerische? Nicht aggressiv sein, nicht streitlustig, immer lieb und angepasst – Mädchen ernten Lob für diese Verhaltensweisen, und wofür man positive Bestätigung findet, das behält man ja gerne bei. Damit aber fällt es schwer, sich und die Krankheit in den Mittelpunkt zu stellen.
Bei unseren Klinikaufenthalten und durch unsere Arbeit mit Erkrankten haben Sonja und ich die immer gleichen Verhaltensweisen erlebt, die unserer Meinung nach nicht nur MS auslösen, sondern unweigerlich immer tiefer in die Krankheit führen, wenn man zu keiner Veränderung in der Lage ist:

Typisch: unglaublich hohe Ansprüche an sich selbst

- Unglaublich hohe Ansprüche an sich selbst (und unausgesprochen natürlich auch an andere) gehören dazu. Ein eigentlich sehr gut ausgeprägter Wille, den aber Erkrankte viel zu selten zu ihrem eigenen Nutzen einsetzen.

Oft anzutreffen: ein schlecht ausgeprägtes Selbstwertgefühl

- Ein schlecht ausgeprägtes, eben nicht fundiertes, sondern nur gespieltes Selbstwertgefühl lässt sich häufig feststellen. Der Wunsch und gleichzeitig auch die Angst, Rücksicht auf alle nehmen zu müssen, hindern an der freien Entfaltung der eigenen Persönlichkeit.

Die Bitten, Wünsche und auch Ansprüche anderer zu erfüllen, steht ganz hoch oben in der Wertehierarchie eines an Multipler Sklerose erkrankten Menschen. Und er denkt, wenn er nur hart genug an sich arbeitet, nicht nachsichtig ist gegen sich selbst, dann wird die Erfüllung all dieser Ansprüche vielleicht doch möglich sein. Und er verwickelt sich immer weiter in die Fallstricke, die er sich selbst gespannt hat.

Die schleichende Entkräftung durch die Krankheit jemandem zu erklären, der es nicht selbst erlebt, ist un-

heimlich schwer – ebenso diese Riesenangst zu vermitteln, die sich entwickelt, wenn ständig neue Ausfälle dazukommen. Plötzlich ist Sand im Getriebe, nichts läuft mehr so wie zuvor.
Irgendwann sind viele Erkrankte an dem Punkt angelangt, an dem sie fast erleichtert die Diagnose MS entgegennehmen. Endlich haben sie den Beweis, kein Drückeberger zu sein.

Schon lange vor der endgültigen Diagnosestellung beginnt der Kampf gegen den Körper

Schon lange vor der endgültigen Diagnosestellung beginnt der Kampf gegen den Körper, gegen sich selbst. Man braucht ein wenig länger für vieles, man geht nicht mehr so gerne weitere Strecken zu Fuß. Alles das kann man aber zunächst noch verbergen durch eine kleine Notlüge, durch mehr Engagement, mehr Einsatz und weniger Ruhe. So als wäre nichts passiert, führt man sein Leben weiter.

Die Aussage: »Ich kann nicht mehr« kommt spät von einem Menschen mit Multipler Sklerose

Dann spürt man irgendwann, dass ein Bein nicht mehr so will wie früher, aber der Zustand ist noch weit davon entfernt, einem anderen aufzufallen. Man geht – im wörtlichen wie auch im übertragenen Sinn – weiter, als wäre nichts. Diese Beschönigung der eigenen Befindlichkeit bleibt einem seltsamerweise auf Dauer erhalten, die Aussage: »Ich kann nicht mehr« kommt spät von einem Menschen mit Multipler Sklerose.
Sie muss, auf den Körper bezogen, irgendwann kommen – spätestens wenn er seinen Dienst verweigert. Auf die seelischen Schmerzen bezogen lässt sie meist noch viel länger auf sich warten.
Darf ich fühlen, was ich in dieser Situation fühle, darf ich wirklich sagen, was ich jetzt möchte? Auch dann, wenn ich weiß, dass der Partner/Chef/Freund etwas völlig anderes von mir erwartet?
Die meisten Menschen mit Multipler Sklerose geraten in Konflikt mit ihrem eigenen Willen. Der ist gut ausgeprägt, aber sie wagen nicht, ihn durchzusetzen. In-

nerlich werden sie so immer zerrissener, immer ärgerlicher und härter – gegen sich, weil sie so ärgerlich und frustriert sind, und gegen andere, weil die sich nicht so verhalten, wie sie es von ihnen erwarten.

Verzweiflung und Aggression werden gegen sich selbst gerichtet

Es ist ein unglaublicher Teufelskreis aus sowohl völlig berechtigten als auch unrealistischen Erwartungen, und die hieraus erwachsende Verzweiflung und Aggression richten diese Menschen dann gegen sich und nicht gegen Außenstehende.

Bitte machen Sie sich immer wieder klar:

Sie dürfen sich zunächst ruhig erst einmal von Ihrer Erkrankung »stören« lassen. Es ist etwas Gravierendes passiert, das Sie zur Kenntnis nehmen müssen, aber glauben Sie nicht, was man Ihnen von »unheilbar und nie wieder herstellbar« erzählt. Dann geraten Sie nicht in den Kleinkrieg, den Erkrankte häufig gegen den eigenen Körper führen.

Eindrücke ohne Ausdruck erzeugen Druck

Die unerträgliche Situation, seinen Willen nicht richtig ausdrücken zu können und Aggressionen gegen sich selbst zu richten, wird so lange ertragen, bis sich der Körper anstelle der Seele endgültig verweigert. Oft gibt man sich alleine die Schuld an Partnerschaftsproblemen oder auch beruflichen Konflikten, und das Hauptproblem ist dabei wieder, dass man seine Erwartungen nicht mit dem scheinbaren Verursacher des Problems offen bespricht. Diese, vielleicht schon seit der frühen Kindheit angelegte Verhaltensweise führt immer tiefer in die Verstrickung in Schuldgefühle, erzeugt Kummer und auch Zorn.

Auch der Faktor Dankbarkeit führt zu immer mehr Überforderung

Und auch der Faktor Dankbarkeit führt zu immer mehr Überforderung: den Angehörigen gegenüber, den Kindern, wegen derer man ein schlechtes Gewissen hat, den Partnern, die vieles übernehmen müssen, und auch gegenüber den Kollegen, die öfters hilfreich einspringen müssen, wenn man fehlt …

Anstrengung, selbst wenn der »Akku« völlig leer ist

Selbst wenn der »Akku« völlig leer ist, wenn man bereits dort angelangt ist, wo Sonja war, bevor sie zu dem entscheidenden Feldenkrais-Seminar gebracht wurde, ist man noch immer bereit, sich anzustrengen, sich zusammenzunehmen, sich zu überfordern.

Ich weiß, dass ich in diesem Zusammenhang vor meiner eigenen Türe kehren muss: Auch ich bin so gewesen, und in manchen Bereichen bin ich es noch heute. Aber ich merke es jetzt, wenn ich anfange, wieder so unduldsam und gefühllos mit mir umzugehen, und – was sehr erfreulich ist – ich bin mir heute nicht mehr

so böse deswegen wie früher, als ich es mir vorwarf, so negativ zu reagieren. Außerdem wollte ich nicht akzeptieren, dass Konflikte eben ausgetragen werden müssen, weil sie einfach zum Leben dazugehören.
Immer positiv, immer friedfertig und niemals anspruchsvoll zu sein, das war früher mein Selbstbild, bzw. das Selbstbild, das ich unter allen Umständen aufrechterhalten wollte. Dass durchaus eine andere Seite da war, die ich überhaupt nicht akzeptieren, ja eigentlich gar nicht bei mir sehen wollte, war mein größtes Problem. Seit mir das bewusst wurde, muss ich diese Seite nicht mehr mit aller Kraft verdrängen, was mehr als erleichternd ist. Plötzlich dürfen alle Teile meiner Persönlichkeit ans Licht – manche verwundern mich, manche sind mir ein wenig peinlich, aber was soll's, so bin ich eben.

Immer positiv zu sein, das war früher mein Selbstbild

»Jeder von uns ist aus einem anderen Stoff gemacht, und wir müssen jeder für sich studieren und herausfinden, wonach unsere besondere Natur verlangt. Du bist wie ein Buch, das du öffnest und Seite für Seite und Kapitel für Kapitel lesen musst als Erfahrungen deiner Tage, Wochen, Monate und Jahre.«
Die folgenden Sätze haben mir besonders zu denken gegeben:
»Niemand vermag genauso zu denken, wie du denkst, oder zu fühlen, wie du fühlst. Darum kann auch niemand besser als du selbst beurteilen, was wirklich für dich nötig ist, um dein Leben reicher, vollkommener und glücklicher zu machen.«

Prentice Mulford
aus: »Von der Kraft des Menschen«

Wenn die Seele Alarm schlägt

Auf ihrem Weg zur Gesundung ist Sonja stetig vorangekommen, sie hat die seelischen Zusammenhänge genauso treffend erkannt wie die körperlichen. Seelische Überforderung schlägt sich im Körper nieder, immer klarer erkannte sie dies.

Sie zieht, um diesen Prozess zu beschreiben, gern den Vergleich mit Elektrizität, bzw. Technik, hier speziell mit einem Computersystem, bei dem ein deutliches akustisches Warnsignal keine Fehler in der Bedienung zulässt.

Dieses nervtötende und disharmonische »Pip« kennt jeder, der einen Computer benutzt. Mit der Taste »Escape« kann man beim Computer den falschen Befehl zurücknehmen.

Schön, wenn man aus einer Überforderungssituation einfach verschwinden könnte

»Escape« bedeutet verschwinden – wenn Sonja oder auch jeder andere Mensch mit MS aus einer Überforderungssituation so ohne weiteres hätte verschwinden können, wäre schon alles gewonnen gewesen.

Unsere Psyche reagiert als Kontroll- und Warnsystem ganz ähnlich wie der Computer, nur haben wir uns angewöhnt, ihre Warnung zu übergehen. Anders als beim Computer ist dies beim Menschen möglich, aber es hat Folgen!

Unsere Psyche zeigt uns prompt alle »Bedienungsfehler« an

Unsere Psyche zeigt uns prompt alle »Bedienungsfehler« an, sie hat nur kein vergleichbares »Pip« zur Verfügung.

Jede seelische Verletzung, die übergangen wird, ohne angemessene Gegenreaktion, jede Geringschätzung oder Missachtung unserer Persönlichkeit oder unserer

Talente, alle nicht geäußerten Proteste, viele um des lieben Friedens willen hingenommene Kränkungen und halbherzig geschlossene Kompromisse haben in unserer Seele Spuren hinterlassen und äußern sich in der Muskulatur von spastisch Gelähmten. Dauerhafter Kummer, Verzweiflung und Ratlosigkeit sind die Folge unseres achtlosen Umgangs mit uns selbst.

Halbherzig geschlossene Kompromisse haben in unserer Seele Spuren hinterlassen

Wenn wir achtsam sind, weist unsere Seele uns auf den Grundimpuls hin, der nicht verwirklicht werden konnte. Sie macht dies sowohl im körperlichen als auch im seelischen Bereich, wir haben nur verlernt hinzuhören.

Ein Gelähmter missachtet dieses »Pip« seines Systems in der Regel und versucht mit Willenskraft und Härte gegen sich selbst, gegen den eigenen Körper, eine Bewegung trotz allem »durchzuziehen«. Das endet nicht nur in sehr staksigen und unharmonischen Ausweichbewegungen, sondern führt letztlich dazu, dass der Körper mit einem noch viel lauterem »Pip« reagiert, mit Spastik.

Auch seine Verhaltensweise, Konflikte gar nicht erst hochkommen zu lassen, kann man ändern, wenn ein seelisches »Pip« Alarm schlägt. Aber gerade wenn man schon viel auf Hilfe angewiesen ist, dann fällt das entsetzlich schwer. Man kann sich nicht gut beschweren, wenn man sofort wieder um Hilfe bitten muss.

Wenn die Medizin die Spastik, die ja ein Signal, ein Symptom der Überforderung ist, mit Medikamenten zu unterdrücken beginnt, wird das »Pip« immer lauter, es wird zum Dauerton, die spastische Verkrampfung greift nach dem ganzen Körper und nimmt ihn mehr und mehr in Haft, bis ein Weg gefunden ist, dieses Rad zurückzudrehen.

Nicht empfehlenswert: die Spastik mit Medikamenten zu unterdrücken

Hier ist es nun wirklich an der Zeit, eine Lanze für Verwandte und Pflegepersonal zu brechen, die mit den an einer Störung des zentralen Nervensystems leidenden Kranken umgehen. Ob es nun Pflegepersonal oder Angehörige sind, die sich oft bis zur Überforderung engagieren, alle sie werden herzlich gebeten, das Folgende nicht misszuverstehen.

Es ist nicht nur so, dass manchmal auch eine Überforderung von den Pflegenden ausgeht, der Kranke selbst überfordert sich gleichfalls, er tut das von Anfang an. Er ist ja im Grunde voller Energie, will sein Leben selber managen, seinen Verpflichtungen nachkommen, er möchte ja selbst aktiv bleiben und hat – aus vielen unterschiedlichen Gründen – eine entsetzliche Angst davor, zu versagen. Deswegen überfordert er permanent seinen Körper, der ja mit einer zerebralen Schädigung nicht mehr so leistungsfähig sein kann wie früher. Sich diese Tatsache einzugestehen, passt überhaupt nicht zu seinem Selbstbild.

Wenn Sie sich überfordern, hilft das wirklich niemandem

Bitte machen Sie sich immer wieder klar:

Wenn Sie sich überfordern, hilft das wirklich niemandem, und kein Nahestehender wird wirklich von Ihnen erwarten, dass Sie Ihre Gesundheit immer mehr aufs Spiel setzen. Versuchen Sie, mit sich ins Reine zu kommen. Spüren Sie in sich hinein, spüren Sie vor allen Dingen, wo Sie sich überfordert fühlen, und ziehen Sie die Konsequenz. Lassen Sie sich von Ihrer Seele leiten, die weiß, was zu viel ist.

Friedensangebot

Begleiten wir Sonja weiter auf dem Weg zur Heilung. Wir haben ja schon erfahren, dass Sonja nur das verwirklichen konnte, was aus ihr selbst kam. Alles, was von außen kam, mochte es noch so gut gemeint sein, wurde von ihrer empfindlichen Seele abgewehrt, weil diese es als Überforderung empfand.

Alles blockierte, um Sonjas Seele und ihren kranken Körper zu schützen. Er reagierte mit Spastik, wollte ihr anzeigen: Nein, lass das, so ist das nicht gut für dich.

Alles blockierte, um Sonjas Seele und ihren kranken Körper zu schützen

Und Sonja begriff immer mehr, was sie 20 Jahre lang getan hatte. Sie hatte unter Aufbietung ihres Willens und all ihrer Kräfte, oft gemeinsam mit dem Therapeuten, versucht, Körper und Seele Gewalt anzutun. Selbst schreibt sie im oben erwähnten Bericht: »... meine Krankengymnastin hatte immer schwer arbeiten müssen, um mit ihrer Kraft meine Arme und Beine zu bewegen. An meinem schmerzverzerrten Gesicht hatte sie erkannt, wann es genug war ...«

In einem anderen Bericht schreibt sie: »... kein Teil meines Körpers hat am Ende noch reagiert wie gewünscht. Die Nerven machten mit ihm und mit mir, was sie wollten. Sie machten unerbittlich das genaue Gegenteil und erzeugten damit eine hochgradige psychische Belastung, die sich spürbar auf das Gesamtbefinden auswirkte und sich natürlich wieder auf den Körper niederschlug. Ein ständiger erneuter Kreislauf der Überforderung, der Überspannung meines immer empfindlicher werdenden Nervenkostüms ...

»Die Nerven machten mit mir, was sie wollten.«

»Der Faden zwischen meinem Denken und meiner Motorik war abgerissen«

... und da erkannte ich endlich, was ich an meinem Verhalten ändern musste und warum es so wie bisher nicht weitergehen konnte. Der Faden zwischen meinem Denken und meiner Motorik war abgerissen, ein Körper voller Verkrampfungen, ein Nervennetz voller Hochspannung, wie konnte da mein Leitsystem noch funktionieren? Jeder Wunsch, etwas zu rühren, jede gewollte oder auch gesollte Bewegung, dazu jeder Unruhefaktor in meinem Lebensraum löste einen zusätzlichen Spasmus aus, ließ meinen Körper erzittern ...«

Unruhefaktoren dieser Art waren das Spastik auslösende Moment in Sonjas Leben, der Vergleich zwischen MS und der Elektrizität liegt nahe: überspannte Leitung → Kurzschluss → keine Leitfähigkeit der überstrapazierten Nervenleitungen.

Ich möchte hier noch einmal in aller Deutlichkeit betonen: Es waren keine unmenschlichen Anforderungen, denen sich Sonja in ihrem täglichen Leben gegenübersah. Das Problem ist, dass alle Menschen mit MS sich permanent damit überfordern, dass sie so lange wie möglich ein »ganz normales« Leben zu führen versuchen. Es ist die permanente Überforderung, der unterschwellige Anspruch anderer, gegen die sie sich nicht wehren können.

Solange man dieses zentrale Problem nicht wirklich anpackt, steuert man immer tiefer in die Krankheit hinein.

Es war dieses »ganz normale Leben«, das Sonja mittlerweile so überlastete

Es war dieses »ganz normale Leben«, das Sonja mittlerweile so überlastete. Ihre Beweglichkeit war so eingeschränkt, dass eine für einen Gesunden ganz einfache Aktion für sie eine ungeheure körperliche Herausforderung darstellte.

Sonja hatte erkannt, dass ihr Zustand ständig zwischen extremer Hoch- und Überspannung und totalem Kraftausfall hin und her schwankte. Oft war sie nicht in der

Lage, auch nur einen Ton aus ihrer Kehle hervorzubringen, nicht fähig zu irgendeiner Bewegung.
Ihre bisherigen Therapien waren darauf ausgerichtet gewesen, die Muskulatur zu kräftigen, doch die inneren Spannungen wurden dabei immer unerträglicher.

Sonja berichtete bereits sehr früh nach ihren ersten Fortschritten in Schreiben an Ärzte, Therapeuten und verschiedene Organisationen, was sie herausgefunden hatte. So schreibt sie: »Es entwickelte sich in mir eine starke innere Abwehr gegen alles, was ich mit mir, oder jemand anderes mit mir, tun wollte. Jedes Mal war ein weiterer Spasmus die Konsequenz, meine Nerven konnten und wollten nichts mehr zulassen! Wenn ich es selbst nicht wusste oder es nicht zu sagen wagte, wann mir etwas zu viel war, mein Körper sagte es umgehend und ich verstand ihn 20 Jahre lang genauso wenig wie alle, die mich behandelten!«

»Es entwickelte sich in mir eine starke innere Abwehr gegen alles, was ich mit mir, oder jemand anderes mit mir, tun wollte«

Nach dieser Erkenntnis konnte Sonja mit den bisherigen Therapien nicht mehr weitermachen, sie wollte aufhören, gegen sich und ihren Körper zu arbeiten. Hand in Hand mit ihrem Körper (dieses Bild verwendet Sonja gern) erspürte sie, was sie ihm zumuten durfte, erkannte, wie viel sie ihm vorher abgefordert und zugemutet hatte.
Sie nahm ihren Zustand der permanenten Überreizung in ihre Therapie auf. Lernte durch Erspüren der inneren Zusammenhänge die Spannungen im Körper zu lockern, es gelang ihr sogar, die Kraft ihrer Spastiken zu ihrer Heilung einzusetzen.

Niemand konnte Sonja noch glaubhaft machen, dass ihre Muskeln gestärkt werden mussten

Niemand konnte ihr noch glaubhaft machen, dass ihre Muskeln gestärkt werden mussten. Ihre Muskeln waren durch Spastik dermaßen verkrampft und dadurch

steinhart geworden, dass Sonja sich vor lauter Anspannung überhaupt nicht mehr bewegen konnte!
Die Tausenden von ausgesandten Impulsen, die sie nicht mehr hatte verwirklichen können, diese Kraft, Stärke und Anspannung waren in ihrem Körper stecken geblieben. Sie musste einen Weg finden, die Überspannung aus ihrem Körper abzuleiten.
Sie wusste mittlerweile ja genau, dass ihre Nerven leitfähig und ihre Muskeln intakt waren.
Und wie Sonja ihre Gedankenkraft einsetzen konnte, das hatte sie inzwischen immer besser gelernt.
Als Vorstufe zu gezielten Bewegungsvorstellungen diente ihr die Vorstellung, ihr Körper sei spannungsfrei und locker.

Fühlen ist die einfachste Art des Denkens

Fühlen ist die einfachste Art des Denkens – dieser Satz von Sonja hat mich sehr beeindruckt. Sonja konnte fühlen, wie es wäre, eine entspannte Muskulatur zu haben – und genau dieses Gefühl verschafften ihr ihre Muskeln, wenn sie diese Vorstellung aufbaute: Sie entspannten sich.
Aus der Vorstellung heraus, ihr Körper sei spannungslos und locker, leitete sie gedanklich jede Bewegungsvorstellung ein. Wiederholtes Andenken, Vordenken einer harmonischen Bewegung schuf neue Verknüpfungen im Gehirn, die durch intensives, tausendfaches Wiederholen dieser Vorstellungen letztendlich schöne, saubere Bewegungen ermöglichten. Jede, auch die kleinste Bewegung wurde neu erlernt, neu eingeübt.

Jede, auch die kleinste Bewegung wurde neu erlernt

Und die Konsequenz war: Die Spastik verschwand aus Sonjas gepeinigtem Körper, die neuen Nervenverbindungen waren leistungsfähig und mussten nicht mit Kurzschlüssen reagieren, weil Sonja gelernt hatte, sie nicht mehr zu überfordern.

Und noch etwas hatte sie erreicht, was sie als Bewunderin der Feldenkrais-Pädagogik besonders stolz und glücklich macht. Sie hatte den Zugang zu seiner Lehre jetzt auch für Menschen mit spastischen Lähmungen entdeckt und damit die Lücke geschlossen, von der Moshe Feldenkrais in seinen Büchern schreibt.

Es gibt einige Bücher, die in die Feldenkrais-Pädagogik einführen und die auch für spastisch Gelähmte hilfreich sein können (s. »Literatur« im Anhang) – unter der Voraussetzung, dass vorher die Idee der SoWi-Therapie verinnerlicht wurde. Bei schweren Lähmungen ist dies unabdingbar, bei leichten Bewegungsstörungen wird es gleichfalls hilfreich sein.

Die Geburtsstunde der SoWi-Therapie

Sonja beginnt, ihre Erfahrungen an andere Patienten weiterzugeben

Im Februar 1986, während eines Kuraufenthaltes in der Schlossberg-Klinik in Bad Laasphe, begann Sonja Wierk damit, die am eigenen Körper gemachten Erfahrungen an andere Patienten zu vermitteln. Mit Zustimmung der Klinikleitung füllten sie nun Abend für Abend für eine Stunde die Therapieräume. Das war die Geburtsstunde der SoWi-Therapie.
In zahllosen Seminaren in vielen deutschen Städten, in der Schweiz, in Jugoslawien, in Österreich und in Kanada haben seither weit über 1000 Erkrankte, ihre Angehörigen, Pflegende, Therapeuten und Ärzte erfahren und erlebt, was es mit dieser neuartigen Therapie auf sich hat.
Die wesentlichen Aspekte, die bei jeder dieser Schulungen unerlässlich sind, werden im nächsten Kapitel vorgestellt.

Zur SoWi-Therapie gibt es eine Anleitung auf CD

Zur SoWi-Therapie gibt es eine von Sonja besprochene – sehr praxisbezogene – Anleitung auf CD, die Ihnen ermöglichen wird, das Prinzip dieser Körperarbeit ganz schnell zu erfassen. Sie können mit ihr sehr leicht in die Praxis einsteigen und müssen sich nicht den Kopf darüber zerbrechen, welche Übungen in Ihrem Fall sinnvoll wären. Gerade die bei Schwindel und den daraus resultierenden Unsicherheiten so wichtige Orientierung im Raum ist zunächst für »Einsteiger« oft ein bisschen kompliziert. Mit Sonjas Anleitung wird es Ihnen jedoch schnell gelingen, auch diese kleine »Hürde« zu nehmen. Die Orientierung im Raum sowie das Spüren der einzelnen, möglicherweise betroffenen

Körperzonen wird von Sonja so vermittelt, dass Sie sich mithilfe dieser CD jeden Tag eine Stunde SoWi-Therapie leisten können. Versuchen Sie, beim Hören der Anleitung so wach wie möglich zu bleiben, lassen Sie die Augen offen und bleiben Sie mit allen Ihren Sinnen bei sich und Ihrem Körper. Sie werden in den nun folgenden Kapiteln erfahren, weshalb dies so wichtig ist.

Es gibt viele Mut machende Rückmeldungen über die Verbesserungen, die durch regelmäßiges Abhören dieser CD möglich wurden. Eine davon möchte ich hier gerne anführen: Eine Mutter erwarb nach einem Vortrag von Sonja die CD für ihre an MS erkrankte Tochter, die damals nur noch ganz mühsam einige Schritte hatte gehen können.
Diese junge Frau ergriff ihre Chance. Sie hörte sich den Text über einen längeren Zeitraum hinweg an und kam dann selbst zum nächsten Seminar, das Sonja in ihrer Nähe hielt – ohne Rollstuhl, ohne Gehhilfen.

Diese CD können Sie bei Sonjas Sohn (s. »Adressen« im Anhang) bestellen.

2.
Grund zur Hoffnung!

So finden Sie die richtige Einstellung

Es gibt wirklich keinen Grund zu verzweifeln

Hat Sie das zuvor Gelesene überzeugt und sind Sie bereit, sich ganz auf diese neue Methode einzulassen? Es ist wichtig, dass Sie diesen Weg nicht nur hoffnungsvoll antreten, sondern auch konsequent weitergehen – im Vertrauen darauf, dass Sie alles wieder lernen können. Es gibt wirklich keinen Grund zu verzweifeln. Wenn Sie die erforderliche Ausdauer aufbringen, wird sich Ihr Leben zum Guten wenden, Ihre Beweglichkeit wird zurückkehren.

Vieles von dem, was Sonja heute über die Multiple Sklerose zu sagen hat, und ganz allgemein über Lähmung und Spastik und über das Zurückfinden zum eigenen Körper und die dazu erforderlichen seelischen Prozesse, hat sie natürlich nicht sofort von Anfang an erkannt. Erst als sie die Zusammenhänge zwischen Seele und Körper erspürte, konnte sie damit aufhören, Unmögliches von ihrem gelähmten Körper zu verlangen – sie wusste, was ihm gut tat und was ihm schadete.

Schritt für Schritt, durch ein klassisches »learning by doing«, besserte sich ihr bedauernswerter Zustand

Von diesem Punkt an ging es in unglaublichem Tempo voran. Schritt für Schritt, durch ein klassisches »learning by doing«, besserte sich ihr bedauernswerter Zustand. Oft fiel es ihr wie Schuppen von den Augen: Manche ihrer Erkenntnisse waren so klar auf der Hand gelegen, aber sie hatte dem keine Bedeutung geschenkt! Wie in einem Puzzlespiel begann sich eines zum anderen zu fügen. Krankheit und Gesundheit, wie nah lagen sie doch beieinander und wie weit waren sie voneinander entfernt! Und wie wichtig war doch der Einklang zwischen Körper und Seele!

Die körperliche Krankheit, ihre Entwicklung und auch Rückentwicklung kann nicht klar von dem seelischen Befinden abgegrenzt werden. Immer wieder berühren oder überschneiden sich diese beiden Bereiche. Eine schwere chronische Krankheit muss sich auch auf die Seele legen, eine verzweifelte Psyche wirkt schädigend auf den Körper zurück.

Die körperliche Krankheit kann nicht klar von dem seelischen Befinden abgegrenzt werden

Beginnen Sie, sich selbst zu helfen. Tun Sie etwas für Ihre psychische Verfassung, was auch Ihrem Körper nützen wird, oder tun Sie Ihrem Körper Gutes, und auch Ihre seelische Situation wird sich stabilisieren. Sie brauchen Ihren Körper, und Sie beide brauchen dringend Streicheleinheiten und auf gar keinen Fall Schläge.
Auch Sie werden sich so wiederfinden und heil werden, im besten ganzheitlichen Sinn. Während Sie durch die SoWi-Therapie ein immer besseres Körpergefühl entwickeln, befreit sich Ihre Seele zusehends vom Ballast der letzten Jahre.

Vielleicht geht es Ihnen wie vielen Kranken, die nicht aufhören können zu grübeln und sich gedanklich dauernd mit ihrer Krankheit, ihrer Zukunft und natürlich mit den gewaltigen Ängsten beschäftigen, die daraus entstehen.

Der intensive Gedanke, das gesprochene Wort sind zwei kraftvolle Hilfsmittel, die für oder gegen uns arbeiten können, wie in einem späteren Kapitel noch ausführlich beschrieben wird. So viel sei Ihnen hier vorab schon ans Herz gelegt: Lassen Sie nicht zu, dass sie sich ständig um Negatives im Kreise drehen und dass eine traurige Vergangenheit, vielleicht auch eine Gegenwart, die Sie nicht glücklich macht, Ihre Zukunft bestimmt!

Lassen Sie nicht zu, dass sie sich ständig um Negatives im Kreise drehen

Bitte machen Sie sich immer wieder klar:

Es ist wichtig, was Sie über Ihren Körper sagen und denken. Körper und Seele brauchen in einer so belastenden Situation Streicheleinheiten und keine Prügel – gehen Sie sanft und liebevoll mit sich um und erwarten Sie dies auch von anderen!

Werden Sie kreativ – visualisieren Sie!

Stellen Sie sich so oft wie möglich Ihren Erfolg, Ihre Fortschritte und das Erreichen von großen und kleinen Zielen vor.
Träumerisch in solche Empfindungen einzusteigen hat den unschätzbaren Vorteil, dass Sie dabei vermutlich entspannt, locker und zuversichtlich sein können.
Und wenn Sie sich eine gesunde Zukunft erträumen wollen, dann gestalten Sie diesen Tagtraum in den fröhlichsten Farben, und haben Sie keine Bedenken, dass Sie dadurch wirklich zu einem Traumtänzer werden könnten. Sich eine schöne, ausgefüllte und glückliche Zukunft zu erträumen, ist die beste und entspannendste Investition für Ihr künftiges Leben. Jede Sekunde Wohlgefühl, jede Sekunde Glück hat eine positive und heilende Wirkung auf Ihren Körper und Ihr Immunsystem, und darauf kommt es an!

Sich eine glückliche Zukunft zu erträumen, ist die beste und entspannendste Investition für Ihr künftiges Leben

Dieses hilfreiche Werkzeug nennt man auch Visualisierung. Die intensive Vorstellung einer Bewegung, wobei diese so sinnlich wie nur möglich wahrgenommen werden sollte, kann Inhalt einer solchen Visualisierung sein.
Auch die Vorstellung einer besonderen Stimmung, die Ihre Seele aufhellt und Sie so ein wenig entspannt, lässt sich wunderbar visualisieren.

Zum Einsteigen schlage ich Ihnen eine ganz einfache Visualisierungsübung vor

Zum Einsteigen schlage ich Ihnen eine ganz einfache Visualisierungsübung vor, noch ohne Bewegungsvorgaben, einfach nur zur Freude, die möglichst oft wiederholt werden sollte. Und bitte ändern Sie daran ab, was Ihnen nicht gefällt –, sie ist ja dazu gedacht, Ihr Wohlgefühl zu steigern. Welche Empfindung löst der Begriff Hawaii bei Ihnen aus? Hören Sie in sich hinein. Und wenn Sie sich in Hawaii nicht wohl fühlen könnten, wenn Sie salzige Meeresluft hassen und lieber würzige Gebirgsluft einatmen wollen, dann bitte »verreisen« Sie einfach in eine Gegend, die Ihren Bedürfnissen mehr entspricht.

Gönnen Sie es sich, die eigenen Wünsche ganz in den Mittelpunkt zu stellen

Gönnen Sie es sich, die eigenen Wünsche ganz in den Mittelpunkt zu stellen. Wenn Sie Zeit dafür brauchen, um sich für ein Reiseziel zu entscheiden, dann nehmen Sie sich die. Malen Sie sich Ihr Ziel in den schönsten Farben aus und lassen Sie sich zu einer ganz individuellen Reise inspirieren!

Die Reise beginnt!

Die Reise beginnt!
Stellen Sie sich als Erstes vor, dass es Ihnen gesundheitlich ganz hervorragend geht. Sie liegen unter einer Palme am Strand von Hawaii.
Hören Sie das Rauschen der Brandung, riechen Sie die salzige Meeresluft, sehen Sie die weißen Wolken über sich ziehen, einen Vogel aufsteigen und über die Brandung hinweg hinaus aufs weite Meer fliegen.
Spüren Sie Sonne und Wind auf Ihrer Haut. Der Sand ist warm und weich, Sie lassen feine Körnchen durch Ihre Finger rieseln, die Blätter der Palme, die Ihnen angenehmen Schatten spendet, rauschen leise im Wind ...
Sind Freunde bei Ihnen, oder genießen Sie die absolute Stille eines einsamen Strandes? Mit der Brandung als einzigem Geräusch?
Kosten Sie dieses angenehme Erlebnis aus, so lange Sie wollen.
Haben Sie sich etwas zu trinken bringen lassen? Vielleicht ein Glas frische Kokosmilch? Ein dienstbarer Geist ist natürlich in der Nähe, wenn Sie ihn brauchen.
Vielleicht haben Sie bei Ihrer ersten Visualisierung ein

»Schlüsselbild« – etwas besonders Angenehmes – für sich entdeckt, mit dem Sie künftig sehr schnell in einen Zustand tiefer Entspannung gelangen. Behalten Sie dieses Bild in Ihrer Erinnerung und nutzen Sie es, um sich auch in kurzen Ruhephasen damit entspannen zu können.

Die Hineinnahme einer einfachen Bewegungsvorstellung

Als Nächstes will ich Ihnen einmal die Hineinnahme einer einfachen Bewegungsvorstellung in eine wohltuende Visualisierung vorstellen.
An anderer Stelle wird noch sehr detailliert auf Bewegungsvorstellungen nach der SoWi-Methode eingegangen werden. Bei unserer jetzigen Visualisierung können Sie einfach einmal spielerisch die Elemente einüben, die später bei der »ernsthaften Arbeit« zum Einsatz kommen.
Schließen Sie die Augen und versuchen Sie, sich zu entspannen.
Sie gehen einen geschwungenen Weg entlang in einer wunderschönen Gegend. Sie können barfuß unterwegs sein oder mit Schuhen an den Füßen, in sommerlicher Kleidung oder auch ganz warm eingepackt. Sie können alles so wählen, wie es Ihnen im Augenblick entspricht.
Schauen Sie sich an, wie alt sind Sie, ein erwachsener Mensch, ein Kind?

In der Visualisierung ist alles möglich

In der Visualisierung ist alles möglich, Sie können sich wirklich in jede Situation begeben, jede Rolle spielen.
Lassen Sie sich Zeit, bauen Sie eine wunderbare Vorstellung von sich auf, von der Gegend, in der Sie unterwegs sein wollen, fühlen Sie den Wind auf der Haut, in Ihren Haaren, die Sonne auf Ihrem Gesicht.
Und nun integrieren wir ein wenig »ernsthafte Arbeit« in diese Wohlfühlvisualisierung.
Gehen Sie mit Ihrer Vorstellung hinunter zu Ihren Beinen und Füßen. Spüren Sie, wie Ihre Füße den mit

Kies bestreuten Weg berühren, oder hören Sie das Knirschen der Steinchen unter ihnen. Spüren Sie den Rhythmus Ihrer Beine, der Arme, schauen Sie sich die Gegend an, in der Sie sich bewegen.
Entwickeln Sie ein positives Gefühl, wenn Sie in Ihrer Vorstellung an einer blühenden, duftenden Hecke vorbeigehen, bleiben Sie stehen, nehmen Sie eine der Blüten in die Hand, atmen Sie ihren Duft ein.
Nehmen Sie voller Freude wahr, wie herrlich es ist, frei und locker auf seinen beiden Füße zu stehen, die Hände benutzen zu können. Genießen Sie diese Visualisation solange Sie mögen.

Vertrauen Sie darauf, dass Ihre Visualisation Wirklichkeit wird

Vor allem: Vertrauen Sie darauf, dass es so kommen wird!

Bitte machen Sie sich immer wieder klar:

Alles, was Sie in Ihrer Vorstellung für möglich halten, kann passieren, wenn Sie nicht im täglichen Leben völlig anders lautende Botschaften entwickeln. Und nehmen Sie Ihre Bilder so sinnlich wahr, wie Sie nur können.
Je mehr Sinne Sie daran beteiligen, desto effektiver ist Ihre Visualisation.
Visualisationen wecken positive Gefühle, die Körper und Seele streicheln. Machen Sie sich oft diese Freude, die so heilsam für Körper und Seele ist. Und achten Sie bitte darauf, dass Sie in Ihren Vorstellungen nicht gegen sich arbeiten, sondern nur für sich und Ihre Gesundung.

Wie geht es Ihrem Körper? – Die Atmung

Es ist für Sie wichtig, genau in Ihren Körper hineinzuspüren. Nur wenn Sie genau wissen, wo Sie stehen, körperlich, aber auch seelisch, wird es Ihnen möglich sein, Ihren Weg zurück zu selbstbestimmten Bewegungen und letztlich auch zu eigenverantwortlichem Leben zu finden. Sie werden mit der Zeit Dinge verändern können, weil Sie deutlich spüren, dass sie Ihnen oder auch Ihrem Körper nicht gut tun.

Es ist für Sie wichtig, genau in Ihren Körper hineinzuspüren

Legen Sie sich möglichst auf eine nicht zu weiche Unterlage – Ihr Körper kann sich besser entspannen, wenn er sich der Liegefläche anpasst. Nach einer Weile werden Sie spüren, wie Ihr Körper sich von der Unterlage wirklich tragen lässt.
So zu liegen wäre die beste Ausgangsposition für diese erste Bestandsaufnahme des Körpers und Ihres Empfindens, aber in manchen Fällen ist der Körper zunächst noch zu verspannt, um sich an eine feste Liegefläche anzupassen.
Bald werden auch Sie dazu in der Lage sein, und es wäre gut, wenn Sie es immer wieder einmal versuchen würden; die Voraussetzungen für völlige Entspannung zu schaffen, ist ein wichtiger Schnitt auf Ihrem Weg zur Gesundung. Verschwenden Sie aber jetzt nicht zu viele Gedanken daran, wenn es nicht gleich klappt – Sie haben Zeit!

Die Voraussetzungen für völlige Entspannung schaffen

Für Ihre erste Bestandsaufnahme sollten Sie sich genügend Zeit nehmen können, etwa eine halbe Stunde.
Kinder und andere Familienmitglieder, die störend

dazwischenfunken könnten, sollten für diese halbe Stunde anderweitig beschäftigt sein. Wenn Sie alleine zu Hause sind: Telefon oder Haustürglocke sollten nach Möglichkeit nicht läuten. Wenn Sie diese beiden Störenfriede nicht wirklich überhören oder abschalten können, suchen Sie sich einfach eine Zeit aus, in der erfahrungsgemäß niemand anruft oder vorbeikommt.

Es geht darum, Ihre Atmung zu spüren

Im Folgenden geht es darum, Ihre Atmung zu spüren. Seien Sie dabei sehr vorsichtig mit sich selbst und forcieren Sie nichts. Wenn es Ihnen gelingt, Ihren Atem einfach zu beobachten, ohne einzugreifen, ist es gut. Zu viel Sauerstoff, zu schnell eingeatmet, könnte Sie schwindelig machen, legen Sie dann bitte Ihr Augenmerk mehr auf das Ausatmen.
Sollten Sie sich dabei trotzdem unwohl fühlen, dann brechen Sie bitte die Übung an dieser Stelle ab und versuchen es ein andermal erneut. Die Übung soll Ihnen ja zu Wohlgefühl und Zuversicht verhelfen, nicht zu Anspannung oder gar Verspannung.

Ob Sie nun liegen oder sitzen: Nehmen Sie als Erstes Ihre Atmung wahr – ohne irgendwie einzugreifen, sie zu intensivieren oder zu steuern.
Spüren Sie, wie die Luft ein- und ausströmt, ihr Brustkorb sich hebt und senkt. Das alles geschieht, ohne dass Sie irgendetwas dazu tun müssten, ist das nicht wunderbar?
Es atmet Sie.

Kommen Sie völlig zur Ruhe

Kommen Sie völlig zur Ruhe und versuchen Sie, alle Ängste, Erwartungen und Ziele loszulassen. Nichts anderes ist jetzt wichtig, nur Sie und Ihr Atem.
Über die Atmung sind Sie mit allem verbunden, was ist.
Spüren Sie dann weiter, wo Ihre Atmung sich bemerkbar macht. Fühlen Sie, dass sich auch Ihre Bauchdecke

hebt und senkt? Wie ist es mit den Schultern? Versuchen Sie, ganz beim Atem zu sein, mit allen Ihren Sinnen und Gefühlen.

Kommen Sie an in Ihrem Körper

Kommen Sie an in Ihrem Körper, kommen Sie an in genau diesem Moment, der nur Ihnen gehört, aber den Sie nur dann richtig erleben können, wenn Sie Ihre Aufmerksamkeit von den äußeren Dingen abziehen.
Wenn Sie ruhig geworden sind, bei der Wahrnehmung der einströmenden Luft, dann wenden Sie sich Ihrem ganzen Körper zu.

Bitte machen Sie sich immer wieder klar:

Immer wenn Sie Ihre Atmung spüren, ist auch Gelegenheit, beim Ausatmen überflüssige Anspannung und Druck abzugeben. Die Einatmung gehört zum Anspannen des Körpers – wenn wir ein schweres Paket hochheben wollen, dann atmen wir vorher ein.
Die Ausatmung gehört zur Entspannung, mit ihr geben wir ab, finden wir uns wieder. Im Wechsel zwischen den beiden Faktoren Anspannung und Entspannung findet unser Leben statt. Einatmung und Ausatmung bedingen einander.

Spüren Sie in Ihren Körper hinein

Ihr Atem geht ruhig, nun schenken Sie Ihrem Körper Ihre Gedanken, Ihre ganze Aufmerksamkeit. Atmen Sie sanft ein und aus, stellen Sie sich beim Ausatmen vor, wie Sie die Luft zärtlich über Ihren Körper fließen lassen.

Bestandsaufnahme Ihres körperlichen Empfindens

Für die Bestandsaufnahme Ihres körperlichen Empfindens beginnen Sie am besten mit Ihrer Körperrückseite, weil sie die Fläche berührt, mit der Sie jetzt, sitzend oder liegend, in Kontakt sind.
Angefangen wird bei den Füßen, dann geht man hinauf bis zum Kopf. Spüren Sie in Ihren Körper hinein, fühlen Sie, wie die Fersen auf der Unterlage aufliegen, spüren Sie den leichten Druck, weil Ihre Fersen das Gewicht der Füße und auch einen Teil der Beine tragen.
Können Sie spüren, ob Sie mit Schuhen daliegen oder ohne? Sind Ihre Füße warm oder kalt? Gibt es einen Unterschied zwischen dem rechten und dem linken Fuß? Es ist wichtig, sich in Gedanken immer zu vergegenwärtigen, bei welchem Fuß Sie gerade sind – ist es der rechte, ist es der linke? Später werde ich noch mehrfach darauf zurückkommen, weshalb diese genaue Definition notwendig ist.

Wichtig: sich in Gedanken genau zu vergegenwärtigen, bei welchem Körperteil Sie gerade sind

Machen Sie sich alles bewusst, was Sie im Zusammenhang mit Ihren Füßen wahrnehmen können, und gehen dann mit Ihrer Aufmerksamkeit langsam hoch zu den Knöchelgelenken.
Den Gelenken gilt bei der SoWi-Therapie viel Aufmerksamkeit, denn sie sind ja sowohl eine Trennung als auch eine Verbindung zwischen zwei Körperbereichen.

Vielleicht lassen sich die Knöchel ein wenig bewegen, vielleicht können Sie Ihre Muskulatur so anspannen, dass sich die Zehen ein Stück anheben?
Ein Mal »schauen« Ihre Zehen dann zur Wand, das andere Mal zur Zimmerdecke.
Vielleicht ist auch eine Drehung der Knöchel nach links und rechts möglich, parallel oder auch entgegengesetzt, d.h. die Fußspitzen werden zueinander bzw. auseinander bewegt? Probieren Sie einfach aus, wozu Ihre Füße und Ihre Knöchel in der Lage sind.
Spüren Sie dabei, dass jede Ihrer einzelnen Bewegungen eben nicht für sich steht, sondern Auswirkungen hat, z.B. auch auf den anschließenden Körperteil.

Jede Ihrer einzelnen Bewegungen kann Auswirkungen auf den ganzen Körper haben

Spüren Sie, was mit der Wade geschieht, wenn sich die Füße bewegen. Liegt sie danach anders auf der Unterlage, vielleicht entspannter? Gibt es einen Unterschied in Beweglichkeit oder Wärmeempfinden zwischen den beiden Waden?
Bitte bewerten Sie nichts, spüren Sie einfach nur, was ist.
Auch in Knien und Hüften kann die Drehung der Füße noch spürbar sein; wenn Sie jetzt hinaufspüren zu den Hüften, was fühlen Sie dort?
Mit dem Übergang von den Oberschenkeln in die Hüften sind Sie bei Ihrem Rumpf angekommen, der für unsere aufrechte Körperhaltung sorgt.
Fühlen Sie, wie Ihr Gesäß auf der Unterlage liegt; haben Sie zu jeder Seite eine gleich gute Verbindung oder ist eine Seite deutlicher spürbar als die andere?
Je intensiver Sie im Folgenden Ihren Körper erfahren, desto besser. Spüren Sie nun Ihren ganzen Körper durch, gerade seine Problempunkte sollten Sie deutlich wahrnehmen, seine Schäden und Störungen, so wie er augenblicklich ist. Versuchen Sie nicht, Ihren Körper irgendwie zu korrigieren. Sie wollen sich ja in

Spüren Sie nun Ihren ganzen Körper durch

ihm wiederfinden, und dies ist der erste Schritt, sich auf ihn zu besinnen.
Spüren Sie sich in ihn hinein, mit seinen Verspannungen und Lähmungen, seiner Überempfindlichkeit und der gleichzeitigen Gefühllosigkeit.
Wenn Sie davon traurig werden, dann ist das auch in Ordnung, und es ist ja völlig klar, dass Ihre Krankheit Sie auch traurig macht.
Es ist ein großer Irrtum anzunehmen, dass man Körperliches und Seelisches voneinander trennen könnte. Es ist unmöglich, den Körper spüren zu wollen, aber nicht die Traurigkeit und den Kloß, der einem seit geraumer Zeit im Hals sitzt.

Wenn Sie weinen wollen, dann tun Sie auch das

Wenn Sie weinen wollen, dann tun Sie auch das, vielleicht haben Sie gerade in dieser Hinsicht schon viel zu lange »auf dem Trockenen« gesessen.
Zu weinen, um sich von einem seelischen Schmerz oder von zu großem Druck zu befreien, ist völlig in Ordnung – passen Sie nur auf, dass Sie nicht in ausweglosem und zudem unproduktivem Selbstmitleid stecken bleiben. Es ist so wichtig, sich auch seelisch zu finden und sich nicht im Kummer zu verlieren, aus dem man oft nur sehr mühsam wieder herausfindet.

Stellen Sie ganz sachlich fest, wo Ihr Körper Sie jetzt braucht

Spüren Sie hinein in Ihren Körper, in dem Sie leben, und machen Sie sich klar, dass Sie die Verantwortung für ihn tragen. Nur Sie allein können in eine so enge Beziehung mit ihm treten, wie er das jetzt benötigt. Stellen Sie ganz sachlich fest, wo er Defizite hat, wo er Sie jetzt braucht, denn ohne Ihre Unterstützung wird er seine Beweglichkeit nicht wiedererlangen.
Er braucht die Hilfe von Geist und Seele, diese beiden können ihn wieder »an Bord« holen. Alles wird in Ordnung kommen, vertrauen Sie darauf!

Bitte machen Sie sich immer wieder klar:

Jedes Durchspüren des Körpers, sowohl das Wahrnehmen einer Störung als auch einer Verbesserung bringt Sie Ihrem Körper näher. So nahe, dass es irgendwann für Sie ein Leichtes sein wird, ihm wieder Bewegungen abzuverlangen, die Sie über Ihren Geist selbst bestimmt haben. Dies aber wird nur klappen, wenn die Verbindung liebevoll ist.

Zuwendung zum Körper – Annäherung in kleinen Schritten

Sie lehnen Ihren Körper ab, weil er sich Ihnen mehr und mehr verweigert?

Sie wollen gerne glauben, was Sie eben lasen, sind aber trotzdem voller Zweifel? Sie spüren, dass Sie – anders als Sonja – weit weg von Freude und Neugier auf Ihren Körper sind, vielleicht sogar voller Abwehr gegen ihn? Sie hassen Ihren Körper gar, weil er sich Ihnen mehr und mehr verweigert?

Diese Gefühle sind im ersten Moment beinahe verständlich, weil man sich selbst und seinem Körper ja bisher nicht helfen konnte. Und niemand fühlt sich gerne so hilflos, so schwach. Das passt nicht zum Selbstbild, und es ist so verletzend, dass man darüber schon verzweifeln könnte.

Wenn Sie Ihren Körper also noch nicht lieben können, dann trösten Sie sich, Sie sind damit nicht allein! Diese Phase der Verunsicherung bleibt nie aus, wenn eine einschneidende Krankheit uns den eigenen Körper entfremdet.

Ich habe diese schwere Zeit selbst mitgemacht und kenne viele Erkrankte, die sich im Laufe der Zeit ebenfalls immer weiter von ihrem Körper entfernten, ihm die »Schuld« an ihrer misslichen Lage gaben und ihn verächtlich und herablassend behandelten. Aber auch hier keine Sorge, wenn das bei Ihnen noch ebenso ist und eine Bewusstseinsveränderung nicht sofort gelingt.

Zunächst den momentanen Zustand tolerieren

Lassen Sie sich einfach Zeit, wenn Sie anfangs noch nicht über ein Tolerieren des momentanen Zustandes hinauskommen, noch weit von Mitgefühl oder gar Liebe entfernt sind. Bald werden Sie feststellen, dass die tatsächliche Zuwendung zum Körper im Laufe der Zeit zumindest eine kleine Einstellungsänderung bewirkt. Und noch einmal: Versuchen Sie, sich Ihrem Körper ohne jedes Selbstmitleid zuzuwenden – Sie sind ja schließlich bereits dabei, Ihre Situation zu verbessern.

Versuchen Sie, sich Ihrem Körper ohne jedes Selbstmitleid zuzuwenden

Ich schlage Ihnen jetzt ganz ernsthaft vor, Ihrem kranken Körper einen Namen zu geben. Es wäre sehr hilfreich, wenn es ein liebevoller wäre, ein zumindest neutraler Name sollte es auf jeden Fall sein. Und damit können Sie ihn dann anreden, wenn Sie ihm zu Hilfe eilen, wie man dies bei einer nahe stehenden Person ja selbstverständlich tun würde.

Später im Buch komme ich auf diesen Vorschlag noch einmal zurück; vielleicht haben Sie bis dahin ja einen Namen gefunden?

Bitte machen Sie sich immer wieder klar:

Es ist normal, wenn Sie im Augenblick keine Liebe oder wenigstens Mitgefühl für Ihren Körper empfinden können. Eine schwere Krankheit ist ein Schock, und den müssen Sie eben erst verdauen. Sie werden Ihren Körper mit der Zeit lieben lernen – es ist die einzige Chance, zu ihm zurückzufinden. Widmen Sie ihm Zeit, viel Zeit, er wird sich diese Zeit sonst nehmen – ohne Ihr Einverständnis.

Sie werden Ihren Körper mit der Zeit lieben lernen

So treten Sie in Kontakt

Nehmen wir einmal an, Sie könnten aus der Einheit von Körper, Seele und Geist so ohne weiteres austreten, und stellen Sie sich dann vor, Ihr Körper säße auf einem Stuhl Ihrer Seele gegenüber.

Sprechen Sie mit Ihrem Körper

Sprechen Sie – Sie sind jetzt in die Rolle Ihrer Seele geschlüpft – mit Ihrem Körper, über die emotionalen Schwierigkeiten, die Sie mit ihm aufgrund seines Erkrankens haben. Sagen Sie ihm, welche Ihrer Zukunftspläne durch ihn gefährdet sind.

Sagen Sie ihm, was Ihnen durch den Kopf geht, machen Sie ihm ruhig Vorwürfe oder trösten Sie ihn, wenn Sie das lieber wollen. Diese Zwiesprache mit dem Körper ist mit Sicherheit ein sehr emotionaler Akt, aber alles andere als albern und – sie wirkt. Holen Sie also in Ihr Bewusstsein, was sonst unbewusst in Ihnen weiterschwelt.

Wichtig ist, dass Sie thematisieren, was in Ihnen vorgeht

Vielleicht möchte sich auch Ihr Verstand, der ja häufig viel schneller ist als die Seele, einmischen und mitreden? Mit Ihrem Körper oder auch mit Ihrer Seele sprechen? Egal, wer mit wem kommuniziert – wichtig ist allein, dass Sie thematisieren, was in Ihnen vorgeht.

Eventuell wollen Sie auch darüber sprechen, dass Sie sich ein wenig bescheuert vorkommen, wie Sie so dasitzen und mit Ihrem Körper reden? Dann sagen Sie auch dies!

Eine solche »Krisensitzung« lachend zu beenden wäre schon ein großer Erfolg. Und vielleicht kommt ja einer der drei Gesprächsteilnehmer auf die Idee, dass es jetzt Zeit ist, gemeinsam an einem Strang zu ziehen?

Bitte machen Sie sich immer wieder klar:

In der auf den Seiten 64ff. beschriebenen Visualisation haben Sie erfahren, wie man angenehme Gefühle in sich wachruft. Nun haben Sie erfahren, wie man »mit sich selbst« redet. Alle Dinge, die Sie in einem solchen »Selbstgespräch« aussprechen, kommen in Ihr Bewusstsein, und was dort angekommen ist, kann Ihnen nicht mehr »aus dem Dunklen« heraus schaden. Deshalb ist es viel besser, Sie sprechen Ihre negativen Empfindungen einfach offen aus.

Was man ausspricht, wird einem bewusst

Akzeptieren Sie, was ist

Nehmen Sie Ihre Wirklichkeit wahr, auch wenn Sie diese Realität am liebsten leugnen würden – dies ist der nächste wichtige Schritt auf Ihrem Weg zur Gesundung. Auch dass es Ihnen unendlich schwer fällt, den momentanen Zustand zu akzeptieren, sollten Sie sich eingestehen. Hierzu ein einfaches Beispiel: Wenn Ihnen jemand einen roten Punkt auf die Nase malt, dann können Sie den zwar auch leugnen, doch wegwischen werden Sie ihn erst dann können, wenn Sie die Tatsache akzeptieren, dass da ein roter Punkt auf Ihrer Nase leuchtet.

Was bereits da ist, kann man nur annehmen

Was bereits da ist, kann man nur annehmen. Es zu akzeptieren ist der wichtigste Schritt auf Ihrem Weg zur Änderung der Realität. Und anschließend können Sie beginnen, diese Realität mit liebevoller Zuwendung zu Ihrem Körper in eine andere zu verwandeln.

Apropos Liebe: Zwingen Sie sich bitte nicht zu diesen mehr oder weniger verlogenen Gefühlen, die als Empfehlungen aus vielen Büchern und Zeitschriften herausquellen. Es könnte leicht passieren, dass hinter dieser ziemlich aufgesetzten und oberflächlichen Attitüde des »Ach, wie liebe ich mich doch jetzt-Gefühls« Ihre Ablehnung verdrängt weiterlebt und Ihnen weiterhin schadet.

Jede Liebe beginnt ja mit einem ersten Blick. Haben Sie diesen schon auf sich gerichtet? Könnten Sie wenigstens mögen, was Sie sehen, könnten Sie bei der Überwindung der Kluft behilflich sein, die sich da zwischen Ihnen und Ihrem Körper auftut?

Wenn Sie sich auch nur ein bisschen mögen …

Schon wenn Sie beginnen, sich auch nur ein bisschen zu mögen, ist dies ein guter Anfang. Vielleicht müssen

Sie erst einmal Ordnung schaffen in Ihrem Inneren, bevor dort Ruhe einkehren kann. Auch ein unaufgeräumter Schreibtisch muss lange Zeit kein Problem darstellen, bis man auf einmal einen Rappel bekommt und die Unordnung verschwinden lässt. Oft merkt man erst dann, wie störend das Chaos war und wie entspannt man jetzt ist, obgleich man wirklich nicht gerne mit dem Aufräumen begonnen hat.

Versuchen Sie ab heute, in wirklich jeder Situation, eine klare Verbindung zu Ihrem Körper herzustellen

Versuchen Sie ab heute, in wirklich jeder Situation, eine klare Verbindung zu Ihrem Körper herzustellen, so wie sie ihn genau in diesem Moment erleben.
Dazu müssen Sie sich nicht immer hinlegen oder sich sehr viel Zeit nehmen, das geht in jeder Situation. Sobald man es einige Male gemacht hat, geht dieser »Sekundencheck« schnell in Fleisch und Blut über.
Wenn Sie sitzen, spüren Sie Ihr Gesäß, den Rücken, der die Lehne berührt; wo berührt er die Lehne? Wohin sehen Sie dabei? Zu Boden oder nach vorne?
Stellen Sie bei diesem kurzen Gang durch Ihren Körper nicht immer nur eine Verbindung zu allen Schäden und Problemen her, erspüren Sie Ihren Körper umfassend.
Was ist besser geworden, wo empfinden Sie Erleichterungen? Nehmen Sie auch das zur Kenntnis, freuen Sie sich darüber!

Was ist besser geworden, wo empfinden Sie Erleichterungen?

Bitte machen Sie sich immer wieder klar:

Was in Ihrem Leben bereits eingetreten ist, das kann nicht mehr geleugnet werden; mit dem Akzeptieren dieser Realität beginnen Sie bereits, Ihrem Körper zu helfen. Das Annehmen der Krankheit bedeutet nicht zwangsläufig, dass es für immer so bleiben muss. Sie werden mit diesem Buch lernen, wie Sie Ihre Realität verändern können.

Ich bin ja nicht nur mein Körper

Wir sind auch unsere Seele, unser Geist

Diese Einstellung ist in einer gesundheitlich schwierigen Phase oft erst einmal die Rettung, und irgendwie ist sie ja auch richtig. Wir sind auch unsere Seele, unser Geist. Wir können uns mit vielen Dingen beschäftigen, gute Bücher lesen, fernsehen, Musik hören.

Sicher ist es auch richtig, sich anlässlich einer schweren Krankheit aus zu großer Aktivität zurückzuziehen, sich auf sich selbst zu besinnen. Den Einschnitt ins Leben akzeptieren, eine Neuorientierung suchen, das alles ist sinnvoll – bei einer so einschneidenden Veränderung sogar dringend geboten.

Oft schon habe ich gerade von chronisch Kranken gehört: »Ich bin ja zum Glück nicht nur mein Körper, und darauf besinne ich mich dann, wenn ich mal wieder sehr verzweifelt bin, weil es gar nicht besser werden will mit meiner Krankheit.«

Ihr Körper beansprucht jetzt, seit er krank ist, ein viel höheres Maß Ihrer Aufmerksamkeit. Ihn mit Liebe anzunehmen, so wie er jetzt ist, krank und ganz anders als vorher, fremd und Angst einflößend, ist bestimmt nicht einfach für Sie. Aber was ist denn schon einfach bei einer so gravierenden Veränderung, wie sie Ihre Krankheit herbeigeführt hat? Viele Aktivitäten, auch ganz einfache Dinge gelingen nicht mehr, wenn der Körper nicht mehr mitspielt. Man muss Hilfe annehmen und Verantwortung abgeben, wenn man sich noch viel zu jung dafür fühlt. Das ist eine bittere Pille, die nur schwer zu schlucken ist.

Natürlich sind wir nicht nur unser Körper. Aber diese Aussage beinhaltet in diesem Zusammenhang eine Abkehr von ihm, oft sogar eine Ablehnung des nicht mehr »richtig« funktionierenden dritten Teils der menschlichen Existenz. Denn andersherum betrachtet sind wir halt nicht nur Psyche und Verstand, sondern natürlich auch Körper. Und wenn der krank ist, dann schiebt er sich in den Vordergrund, und es hilft nicht, ihn zu ignorieren.

Vielleicht hilft Ihnen dabei, Ihren Körper anzunehmen, wenn Sie ihn erst einmal als ein anderes, vielleicht noch ziemlich unbekanntes oder rätselhaftes Wesen sehen; für das haben Sie, mehr oder weniger freiwillig, die Verantwortung übernommen und dem dürfen Sie nun wenigstens nicht schaden.
Bleiben Sie so lange bei dieser distanzierten Haltung, bis Sie dieses zitternde Wesen in seinem Leid, in seiner Verkrampfung oder Lähmung irgendwann mitfühlend annehmen können. Dann wird alles gut werden, und bereits auf dem Weg dorthin wird sich viel verändern. Vielleicht dauert es eine Weile, bis Sie so weit sind, aber wie gesagt: Der Weg ist das Ziel, jeder Schritt auf ihm bringt Sie Ihrem Körper und damit auch sich selbst wieder näher.

Sehen Sie Ihren Körper einmal als unbekanntes Wesen

Bitte machen Sie sich immer wieder klar:

Sie müssen sich jetzt auf sich selbst besinnen, Ihrem Körper die Zeit geben, die er von Ihnen verlangt. Er braucht Ihre Zuwendung mehr denn je. Wenn Sie Ihren Körper ablehnen, wird jede Art von Therapie erschwert, und für Sonjas Therapie gilt dies ganz besonders. Wenn Sie Ihrem Körper

Ihr Körper braucht Ihre Zuwendung mehr denn je

nur deshalb Ihre Zuwendung geben, damit er wieder besser funktioniert, ist das nicht genug. Die umfassende Zuwendung, die Sie Ihrem Körper schenken, ist die Salbengrundlage, die Ihre und auch seine Verletzungen heilt.
Es ist hilfreich, wenn Sie sich den kranken Körperteil als ein Kind vorstellen können, für das sie sorgen müssen. Könnten Sie es trösten oder ist das noch nicht möglich? Vielleicht gelingt es Ihnen ja bald, denn Sie und Ihr Körper wollen wieder zusammenkommen.

Freiwillige Zuwendung ist besser

Wenn Ihr Körper streikt, ist auf einmal alles anders. Aber Sie brauchen Ihren Körper noch und haben ihn über Jahre hinweg gebraucht, vielleicht sogar verbraucht. Die ganze Zeit hat er willig ausgeführt, was Sie sich in den Kopf gesetzt haben. Plötzlich – vielleicht aber auch langsam und schleichend – haben Sie die Verbindung zu ihm oder zu einzelnen Körperteilen verloren und stellen fest: Ohne ihn sind Sie nichts. Wirklich überhaupt nichts. Und da er, solange er krank ist, sich Ihre Aufmerksamkeit sowieso nimmt, ist es ungleich besser, wenn Sie sich ihm freiwillig zuwenden.

Wenn Ihr Körper streikt, ist auf einmal alles anders

Es geht für Sie jetzt darum, eine neue, eine intensivere Verbindung mit ihm aufzunehmen, ihn wieder in Ihre Persönlichkeit zu integrieren. Um wieder ganz zu werden, die Einheit von Körper, Seele und Geist wiederherzustellen. Es ist wichtig, eine möglichst klare Verbindung zu ihm aufzubauen, ihn wieder wahrzunehmen als dritten – und unverzichtbaren – Teil Ihrer selbst.

Es geht für Sie jetzt darum, eine neue, eine intensivere Verbindung mit Ihrem Körper aufzunehmen

Wenn Sonja empfiehlt, immer wieder eine klare Verbindung zu sich selbst herzustellen, dann meint sie mit »sich selbst« uns in unserem Körper.

Wir müssen ihn kennen lernen, gerade in dieser schwierigen Phase, in der die meisten vor ihm und seinen Problemen am liebsten flüchten wollen. In den Verstand, in Wunschträume oder auch einfach in die Resignation.

Aber Sie haben sich für dieses Buch, also gegen das Flüchten entschieden. Nehmen Sie Ihren Körper wieder zur Kenntnis! Ihr Geist, Ihre Gedanken können ihn heilen, wenn Sie gelernt haben, diese richtig einzusetzen.

Vielleicht kann Ihnen das Vorbild eines Mannes helfen, der nach einem Schlaganfall seine Situation dadurch annehmen konnte, dass er seinen fremd gewordenen Körper personifizierte. Er nannte ihn fortan »Bruder Leib« und bemühte sich darum, diesem Bruder zu helfen.

Dieses liebevolle Annehmen führte dazu, dass seine Beschwerden deutlich abnahmen, denn er musste nicht erst anfangen, diesen kranken Körper abzulehnen. Dem Körper einen Namen zu geben bedeutet, sich ein bisschen von der Krankheit zu distanzieren und den Körper gleichzeitig anzunehmen.

Dem Körper einen Namen geben

Ich persönlich finde den Namen, den dieser ältere Herr gewählt hat, sehr liebevoll. Bruder Leib mag für unsere Ohren ein wenig antiquiert klingen und wenn Sie es ein bisschen modischer haben wollen, können Sie ja dem Vorschlag eines jungen MS-Kranken folgen, der für »Brother Body« plädierte. Oder, zumal es unter MS-Kranken sehr viel mehr Frauen gibt, natürlich auch »Sister Body« …

Bitte machen Sie sich immer wieder klar:

Wenn Sie Ihren Körper einen Namen geben, erleichtert das die liebevolle Kontaktaufnahme zu ihm. Sprechen Sie ihn mit diesem Namen dann auch wirklich an.

Ihr Gehirn wird, sobald Sie diesen Namen künftig auch nur andenken, sofort die Verbindung zum Körper aufnehmen. Ihr Gehirn wird diese Verbindung halten und darauf reagieren, dass Sie Ihrem Körper über diesen kleinen Kunstgriff positive Energien senden.

3. Gute Nachrichten aus der Medizin

Auch die Gehirnforschung macht Mut

Sogar aus schulmedizinischer Sicht gibt es bei zerebralen Störungen Grund zur Hoffnung

Sogar aus schulmedizinischer Sicht gibt es bei zerebralen Störungen Grund zur Hoffnung, obgleich sich das offenbar noch nicht überall herumgesprochen hat. Lähmungen sind unter bestimmten Voraussetzungen umkehrbar. Wer die SoWi-Therapie erlernt, verfügt über alle Kenntnisse, die er braucht, um zu selbstbestimmten Bewegungen zurückzukehren.

Um die SoWi-Therapie zu verstehen und zu erlernen, ist es nicht erforderlich, sich genaue Kenntnisse der Anatomie anzueignen. Zum besseren Verständnis der physiologischen Hintergründe von Lähmungen möchte ich trotzdem einen kleinen Ausflug mit Ihnen unternehmen.

Das menschliche Gehirn

Er führt uns in das menschliche Gehirn, um drei irrige, heute überholte Annahmen zu berichtigen, die sich leider recht hartnäckig halten.

Von der motorischen Rinde gehen alle Befehle zu unseren *Willkürbewegungen* aus.

1. Früher stellte man sich die motorische Rinde als ein Geflecht von fest verdrahteten Nervenzellen vor, in viele Zentren unterteilt und in seiner Struktur nicht veränderbar. In diesem Fall wäre es natürlich fatal, wenn eines dieser Zentren, aus welchem Grund auch immer, ausfiele.
2. Diese Zentren, so nahm man an, hätten eine ganz spezifische Funktion, wären zum Beispiel verantwortlich für die Streckung des kleinen Fingers der rechten Hand. Wäre dieses Zentrum nun geschädigt, so gäbe es nach dieser alten Theorie keine Möglichkeit, diese Bewegung aufs Neue zu erlernen, sie wäre für immer verloren.

3. Außerdem dachte man, dass das Gehirn im Alterungsprozess durch das Absterben einer zunehmenden Anzahl von Nervenzellen immer funktionsuntüchtiger würde.

Diese drei Annahmen sind nach neuen Erkenntnissen glücklicherweise falsch.

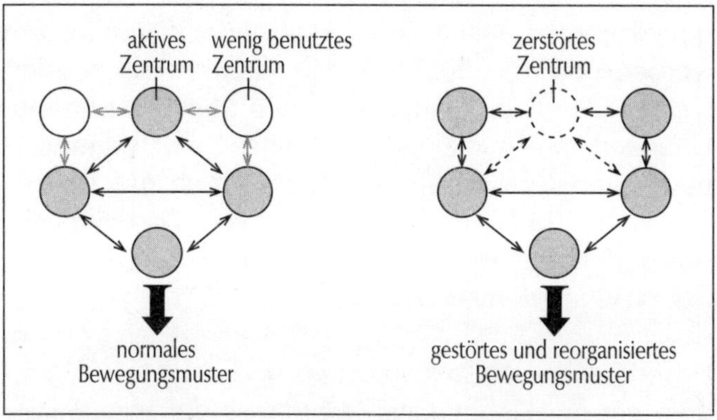

Neuroplastizität. Wenn ein »Zentrum« durch einen MS-Herd zerstört oder durch eine Schädigung der Myelinscheiden beeinträchtigt wird, können benachbarte, bislang wenig genutzte Neuronenverbände seine Funktion übernehmen.

Eine ausgefallene Funktion kann neu erlernt werden

Es gibt im Gehirn keine Hirnzentren in diesem starren Sinn, alle seine Bezirke sind netzartig miteinander verflochten. Das bedeutet für uns, dass eine ausgefallene Funktion neu erlernt werden kann, weil andere Hirnbereiche die Bewegungssteuerung eines Körperteiles übernehmen können.

Bewegungsimpulse, die von der motorischen Rinde ausgehend zur Muskulatur gesandt werden, »reisen« in Form von elektrischen Impulsen entlang einer Nervenleitung. Wenn hier durch einen Krankheitsvorgang eine Unterbrechung stattfindet, kann das Gehirn eine »Umleitung« entstehen lassen, auf der ein Impuls dann doch am Zielorgan ankommt. Diese Fähigkeit des Gehirns, ausgefalle-

Plastizität – die Fähigkeit des Gehirns, ausgefallene Funktionen wieder aktivieren zu können

ne Funktionen wieder aktivieren und gestörte Verbindungen neu erschaffen zu können, nennt man *Plastizität*. Dank dieser Plastizität muss die Zerstörung oder die Unterbrechung einer Leitungsbahn nicht für alle Zeit zum vollständigen Ausfall einer Funktion führen. Durch eine akute Störung kann es aber zeitweise natürlich zu einer Schädigung, einer Abschwächung oder Modifizierung kommen. Die Störung kann jedoch »umflossen« werden und von benachbarten Zentren kompensiert werden. Deshalb kann es gelingen, durch bestimmte Übungen, im krankengymnastischen oder ergotherapeutischen Bereich, diesen Prozess gezielt zu fördern Das Gehirn behält selbst im Alter diese Plastizität bei, was bedeutet, dass auch alte Menschen Bewegungsabläufe wiedererlernen können.

Unser Gehirn ist ein quicklebendiges Organ

Unser Gehirn ist also kein starres und festgelegtes, sondern ein quicklebendiges Organ, das durchaus in der Lage ist, sich immer wieder an neue Situationen anzupassen – und das auch noch im Alter!

Bitte machen Sie sich immer wieder klar:

Es gibt in keinem Alter für immer verlorene Funktionen. Ihre Beharrlichkeit wird Sie zum Ziel führen, Ihnen Bewegungen wieder ermöglichen. Stellen Sie sich einfach nur vor, dass überall in Ihrem Gehirn Nervenfasern kleine »Ärmchen« ausbilden, mit denen sie bei der nächsten Gelegenheit Kontakt zu einer funktionsfähigen Zelle finden können. Diese »Ausläufer« wachsen aufeinander zu und ermöglichen durch die Bildung neuer Nervenbahnen eine Anpassung an die jeweilige Lebenssituation. Jedes Gehirn ist in jeder Situation lernfähig.

Wichtige Erkenntnisse über Gehirnfunktionen

Irrtümer über die Funktionsweise des Gehirns kursieren teilweise bis heute und beruhen auf der Tatsache, dass man früher nur tote Gehirne wissenschaftlich untersuchen konnte.
Selbst heute besteht noch keine Möglichkeit, die Arbeitsweise des lebenden Gehirns wirklich zu beobachten. Es gibt jedoch wesentlich bessere Methoden als früher und die medizinische Forschung kann so zu umfassenderen Erkenntnissen gelangen. Dadurch wird uns ein genauer Einblick in die komplexen Abläufe im Gehirn gewährt.

Wenn man sich ein lebendiges Gehirn in einem durchsichtigen Schädel bei der Arbeit vorstellt, dann müsste man an eine vor Aktivität wabernde Masse denken. Da werden Informationen blitzschnell von A nach B transportiert, Hindernisse werden dabei umgangen, um das angestrebte Ziel zu erreichen. Wie im Dschungel entsteht so beim Gehen ein Weg. Und aus dem kleinen Trampelpfad wird mit der Zeit eine gut begehbare Verbindung. Die Ausführung eines bestimmten Bewegungsablaufs ist nicht auf ein einzelnes Hirnzentrum zurückzuführen, sondern durch die Zusammenarbeit mehrerer Hirnzentren ermöglicht worden.
Kurzum, unser Gehirn ist in seinen Strukturen keinesfalls völlig festgelegt. Die Hirnrinde, von der die Befehle für die Willkürmotorik ausgehen, ist unendlich flexibel. Bei MS ist sie niemals betroffen, bei Schlaganfall manchmal, sie ist jedoch in allen Fällen lernfähig, will und kann Defizite ausgleichen.

Die Ausführung eines bestimmten Bewegungsablaufs ist nicht auf ein einzelnes Hirnzentrum zurückzuführen

So kann sich ein völlig neuer Zugang zu Lähmung und Spastik ergeben

So kann sich also ein – auch aus der Sicht eines Schulmediziners – völlig neuer Zugang zu Lähmung und Spastik ergeben. Man wird also deshalb aufhören müssen, bei diesen Erkrankungen von unheilbar zu sprechen.

Hoffnung bei Lähmung, solange ein Körperteil durchblutet ist

Was liebevolle Zuwendung auch für völlig andere Krankheitsbilder bewirken könnte, kann in diesem Buch nicht ausführlich beleuchtet werden. Sonja vertritt die Meinung – und ich bin geneigt, mich ihr anzuschließen –, dass immer Hoffnung besteht, solange ein Körperteil, ein Organ durchblutet ist. Sie hat sogar bei Querschnittsgelähmten völlig überraschende Besserungen erzielen können. Ob ihre große Zuversicht ihr Geheimnis ist, dass sich sogar bei solchen Lähmungen Besserungen zeigen?

Bauen Sie also für sich selbst so viel Zuversicht wie möglich auf, damit Sie diese für Ihre Heilung einsetzen können. Jeder Gedanke voller Zuversicht und Hoffnung ist dazu ein großartiger Baustein.

Bitte machen Sie sich immer wieder klar:

Ihr Gehirn kann verlorene Funktionen wiederherstellen. Verlassen Sie sich ruhig darauf: Ihr Gehirn wird in diesem Sinne aktiv werden.

Wie bei Sonja, die viel Zeit für ihren Körper aufbrachte, kann sich auch Ihr Schicksal zum Guten wenden.

Medizin auf breiterer Basis

Etwas hat sich in den letzten Jahren in der Medizin deutlich verändert: An ihren Randbereichen wird die Schulmedizin mehr und mehr von alternativen Ideen und Verfahren »infiltriert«, die früher häufig noch geringschätzig abgetan wurden. Anfangs waren es vor allem Heilpraktiker, die neue Erkenntnisse bei der Behandlung ihrer Patienten einzusetzen begannen, mittlerweile ist auch die Schulmedizin aufgewacht. Ärzte und Kliniken setzen sich damit auseinander, dass die Theorien dieser »Alternativen« nicht einfach nur Hirngespinste sind.

Immer mehr alternative Ideen in der Medizin

Psychologische Erkenntnisse fließen heute überall in die Behandlungen mit ein, sogar die Akupunktur wird von immer mehr (meist allerdings privaten) Kassen übernommen.

Krankheit ist heute nicht mehr nur eine zu überwindende Störung der Gesundheit, der Erkrankte will sie auch begreifen und ihre Botschaft verstehen. Körper und Seele werden dann wieder zu einer untrennbaren Einheit. In unseren Breiten sind philosophische Einsichten nicht unbedingt in der ärztlichen Praxis spürbar, trotzdem fanden fremde Philosophien auf geheimen Pfaden Eingang in medizinische Bereiche.

Krankheit ist heute nicht mehr nur eine zu überwindende Störung der Gesundheit, der Erkrankte will sie auch begreifen

Chinesische Medizin, Ayurveda, Yoga, Tai Chi, Qi Gong – viele Begriffe, hinter denen sich mittlerweile gar nichts mehr so Fremdes verbirgt.

Einen ganz besonders interessanten Ansatz zum besseren Verständnis des Zusammenspiels zwischen Körper und Geist bietet die polynesische Huna-Philosophie. Die neuesten Erkenntnisse aus der modernen Hirnforschung finden ihre Entsprechung in dieser Weltanschauung mit uraltem Wissen über Krankheit und Heilung. Die Hirnforschung hat herausgefunden, dass es einen Zusammenhang zwischen unserem Bewusstsein bzw. unserer Aufmerksamkeit und der Neuverknüpfung von Nervennetzen gibt. Ernst zu nehmende Hirnforscher kommen heute damit zu derselben Einsicht, die die unten näher erläuterte Huna-Philosophie seit Tausenden von Jahren vermittelt und zur Verbesserung und Gestaltung des Lebens nutzt.

Serge Kahili King ist Arzt und Psychologe und der Autor vieler Bücher über die Huna-Philosophie. Seine Bücher sind auch für uns Europäer gut verständlich, was vermutlich auf seine Ausbildungen sowohl in westlicher Medizin und Psychologie als auch in hawaiianischem und afrikanischem Schamanismus zurückzuführen ist.

Völlig verblüfft musste ich bei der Lektüre seiner Bücher feststellen, dass unser aller Leben, überall auf der ganzen Welt, genau nach den dort beschriebenen uralten Prinzipien funktioniert, ob wir es nun wissen oder nicht.

Die Prinzipien der Huna-Philosophie

Diese Philosophie ist in sieben zunächst sehr einfach erscheinende Prinzipien unterteilt, von denen ich wenigstens drei erwähnen möchte:

Das erste Prinzip lautet: Die Welt ist, wofür man sie hält. Dieser einfache Grundsatz birgt so viel Weisheit, ein kleines Beispiel wird ihn Ihnen verdeutlichen: Wenn drei Personen aus demselben Fenster eines Hauses sehen, werden alle drei Unterschiedliches wahrnehmen. Der eine wird die blühenden Blumen sehen, der andere die geteerte Straße mit den vielen störenden Autos, der Dritte sieht vielleicht eine gebückte alte Frau, die mühsam eine Plastiktüte vom Ein-

kaufen nach Hause schleppt. So unterschiedlich ist also die Aussicht aus demselben Fenster, und so unterschiedlich ist unsere Wahrnehmung der Welt.
Und wenn die Welt ist, wofür man sie hält, dann findet der Erste sie eben schön, der Zweite beklagenswert und der Dritte nimmt wahr, wie schwer diese arme Frau es hat. Hier könnte man sich nun natürlich die Frage stellen: Welchen Blickwinkel habe *ich* eigentlich auf die Dinge?

Welchen Blickwinkel habe ich eigentlich auf die Dinge?

Ein weiteres Prinzip lautet: Energie folgt der Aufmerksamkeit. Für die SoWi-Therapie ist dieses Prinzip ganz entscheidend, denn wir richten ja unsere Aufmerksamkeit auf die Körperteile, die unserer Hilfe bedürfen. Je intensiver Sie zum Beispiel versuchen, Ihre Beine zu spüren, je mehr Aufmerksamkeit in diese Regionen fließt und je besser Sie sich dabei konzentrieren, desto intensiver ist Ihre Wahrnehmung, und die heilende Energie wird dieser Aufmerksamkeit folgen …
Die Aufmerksamkeit, von der in diesem Prinzip die Rede ist, ist bei Sonja *liebevolle* Aufmerksamkeit, was die Wirksamkeit deutlich steigert, denn sie belebt die besonders beachteten Körperteile und fördert damit die Neuverknüpfung von Nervenzellen.

Die Wirksamkeit liebevoller Aufmerksamkeit

Ein weiteres Prinzip, das mir anfangs wenig sagte, sich aber im Laufe der Zeit zu einem wahren Gesundbrunnen und Energielieferanten für mich entwickelt hat, lautet: Jetzt ist der Augenblick der Macht.
Zunächst erschien mir diese Aussage relativ unbedeutend zu sein, was sollte ich denn mit Macht anfangen? Ich wollte doch nur eines: gesund werden.
Erst dank der Bücher von Serge Kahili King konnte ich begreifen, was für ein Schatz in diesem Prinzip verborgen lag. Und hochinteressant fand ich, dass Sonja dieses Prinzip offenbar ganz intuitiv gefunden und für sich und ihre Therapie eingesetzt hatte.

Was bedeutet nun dieser Satz: Jetzt ist der Augenblick der Macht – was kann er in diesem Buch für Erkrankte bedeuten, wohin kann er sie führen? Wie kann dieses »Jetzt« unser Leben verändern?

Die Gegenwart ist der Ort, an dem sich Erkrankte so gut wie nie aufhalten

Vergangenheit und Zukunft haben einen Treffpunkt und der heißt Gegenwart, das Jetzt. Diese Gegenwart ist der Ort, an dem sich Erkrankte so gut wie nie aufhalten. Entweder sind sie in der Zukunft, mit den sorgenvollen Gedanken der Zeit weit voraus: Was wird sie wohl bringen, wie wird es mir gehen, werde ich noch schlechter dran sein als heute und was werde ich dann tun?
Oder sie sind in der Vergangenheit, denken darüber nach, wie es war, als sie noch gesund waren, was sie möglicherweise falsch gemacht haben, und womit sie die jetzige Situation hätten vermeiden können.
Alle diese Fragen sind müßig, denn der einzige Augenblick, der in unserem Leben zählt, ist das Jetzt.

Jetzt lebe ich

Jetzt kann ich in meinem – vielleicht kranken – Körper die wunderbarsten Dinge aufspüren, jetzt kann ich ihn zu einer neuen Bewegung anleiten, jetzt kann ich mich aufrichten, tief durchatmen und spüren, dass ich lebe.

Natürlich gibt es ein Morgen für uns, das ist klar, aber wenn es uns gelingt, im Jetzt zu leben, nimmt seine Bedrohung ab. Alle Ängste, alle Sorgen kommen entweder aus dem Gestern oder dem Morgen. Der einzelne Augenblick ist frei von Befürchtungen, die unser Leben vergiften können. Wenn es Ihnen gelingt, immer öfter im Augenblick anzukommen, dann werden Sie frei von Ihren Ängsten. Anfangs sind es vielleicht nur Sekunden, in denen Sie das Gefühl haben, sich von Vergangenheit und Zukunft gleichermaßen gelöst zu haben. Auch hier gilt, dass man sich nicht unter Druck setzen soll, dieses Ziel kann gar nicht in kurzer Zeit erreicht werden.

Wenn Sonja immer wieder empfiehlt, Kontakt zu sich aufzunehmen, dann meint sie zuallererst den Körper, sie meint aber auch den Körper genau in diesem Augenblick. Alle Aufmerksamkeit wird dann von außen, von der Zeit, weggenommen, nur der Körper, nur ich bin jetzt wichtig. Dann ist keine Zeit mehr für diese belastenden Gedankenspiele, die oft einen Großteil unserer Energie beanspruchen.
Wer tiefer einsteigen will in die Philosophie des Augenblickes, dem sei das Buch »Jetzt.« von Eckhart Tolle (s. Anhang »Literatur«) ans Herz gelegt. Es trägt den Untertitel: »Die Kraft der Gegenwart«, und genau die ist eindringlich beschrieben. Viele Übungen erleichtern das Verstehen, verhelfen zu Einsichten, die uns diesem Jetzt näher bringen können.

Sonja hat dieses Jetzt, den Augenblick für sich entdeckt

Sonja hat dieses Jetzt, den Augenblick für sich entdeckt, weil Sie ihre Sinne so intensiv in ihre Selbsttherapie mit einbezogen hat, dass sie dadurch automatisch in diesem einen Augenblick ankommen musste.
Wenn Sonja nun Seminare gibt, hält sie alle Teilnehmer dazu an, sich unermüdlich im Raum zu orientieren und dabei auch ihre Sinne mit einzubeziehen. Was sehe ich, was höre ich, was fühle ich, womit bin ich in Kontakt? Was ist über mir, links von mir, neben mir?
Je tiefer wir in diese unterschiedlichen Sinneswahrnehmungen gehen können, desto besser nehmen wir uns und unseren Körper wahr.

Unsere Sinne bei unserer Körperarbeit mit ansprechen

Wenn also auch unsere Sinne – und zwar möglichst viele – bei unserer Körperarbeit und der damit verbundenen Energielenkung mit angesprochen werden, können wir unser Ergebnis weiter verbessern.
Man kann eine Blume einfach nur betrachten und sie schön finden. Man kann ihr aber auch sehr viel mehr Aufmerksamkeit schenken, indem man mit allen Sin-

In unserem Gehirn kann unendlich viel passieren, vertrauen Sie darauf!

nen versucht herauszufinden, wie sie sich anfühlt, wie sie duftet, ... Jeder dieser weiteren Aspekte spricht ein anderes Nervennetz an, jeder sendet einen Reiz aus und lässt, wenn erforderlich, Neuverknüpfungen entstehen. Unser gesamtes Nervennetz gerät dabei in Schwingung. In unserem Gehirn, das äußerst aktiv und lebendig ist, kann unendlich viel passieren, vertrauen Sie darauf!

Immer müssen Neuverknüpfungen von Nervennetzen hergestellt werden, um Neues zu erlernen

Ein aufgeschlossener Schulmediziner, Neurologe und Oberarzt an einer Klinik, der die SoWi-Therapie mit großem Interesse begleitet und sie im klinischen Bereich fest installiert sehen will, sagt: »Neuverknüpfungen zwischen Hirnzellen sind bei jedem motorischen Lernvorgang obligatorisch – auch beim Gesunden. Immer müssen Neuverknüpfungen von Nervennetzen hergestellt werden, um Neues zu erlernen.«
Beispielsweise müsse ein Klavierschüler sich sein Übungsstück zunächst langsam und bewusst erarbeiten. Durch das wiederholte Üben entständen die Nervenverknüpfungen, die später eine Automatisierung ermöglichten. Ein Klaviervirtuose denkt nicht mehr an seinen Fingersatz.
Für einen Menschen mit zerebralen Störungen gilt: »Je mehr neue Verknüpfungen hergestellt werden müssen, je umfangreicher also der Schaden im zentralen Nervensystem ist, desto bewusster muss die Bewegung stattfinden.«
Weiter folgert dieser Arzt sinngemäß: Je mehr vorgefertigte Netzwerke noch intakt sind, um eine bestimmte Bewegung auszuführen, desto unbewusster und automatisierter kann eine Aufgabe erledigt werden.

Ein weiterer Aspekt aus der Hirnforschung untermauert ebenfalls die SoWi-Therapie: Es ist selbst mit neuesten Messgeräten nicht festzustellen, ob eine Bewegung tatsächlich ausgeführt wurde oder nur in der Vorstellung stattfand. Lange bevor eine gesunde, fließende Bewegung also wieder tatsächlich möglich ist, kann man sie sich vorstellen, immer wieder und immer wieder. Und irgendwann wird die offensichtlich gar nicht so bedeutende Schranke zwischen Vorstellung und Wirklichkeit wegfallen.

Einen Körperteil »andenken«

Die Aufmerksamkeit auf einen Körperteil zu richten, sich eine Bewegung vorzustellen, nennt Sonja den Körperteil »andenken« bzw. »ansprechen« oder auch »rufen«.
Dabei ist es sinnvoll, eine Bewegung, die man andenken möchte, in kleinere Etappen aufzulösen. Schauen Sie sich das folgende Beispiel an.

Den Körper, die Beine und Füße zum Treppensteigen motivieren kann man, indem man sich so realistisch wie möglich vorstellt, vor einer Stufe zu stehen. Man sieht die Stufe vor sich, schätzt ihre Höhe ab, beugt in Gedanken die Hüfte, das Knie, hebt den Fuß in die Höhe.
Mit dieser Vorstellung können Sie so lange experimentieren, bis ein kleiner »Trampelpfad« in Ihrem Gehirn entsteht.
Es macht nichts aus, wenn Sie bei dieser Vorstellung anfangs noch Schwierigkeiten haben. Man übt einfach so lange, bis man dabei erfolgreich ist.
Wenn Sie bei dieser Vorstellung beginnen Sie einfach noch einen Schritt früher. Stellen Sie sich vor, senkrecht, also völlig aufgerichtet vor der Stufe zu stehen. Geht das? Gut, dann üben Sie zunächst das.

Möglich: allein mit der geistigen Bewegungsvorstellung Bewegungsabläufe neu erlernen

Alle Forschungen sprechen dafür, dass es alleine mit der geistigen Bewegungsvorstellung möglich ist, Bewegungsabläufe neu zu erlernen.
Später, wenn man in Gedanken eine Stufe erfolgreich

erklommen hat, geht man über zu der Vorstellung, am Anfang einer Treppe zu stehen.

Man spürt mit der Hand das Treppengeländer, fühlt, wie der Körper sich aufrichtet, man sieht die Treppe empor, einige Male. Dort oben will man hin. Mit geöffneten Augen, den Blick nach oben gerichtet, stellt man sich vor, wie man einen Fuß anhebt, ihn auf die unterste Stufe stellt. Der andere Fuß stößt sich ab, setzt auf der zweiten Stufe auf.

Ein großer Schritt, wenn die Vorstellung gelingt

Wenn die Vorstellung gelingt, dann ist das schon ein großer Schritt auf dem Weg, die Treppe bald wirklich erklimmen zu können.

In entspanntem Zustand gelingt alles besser, muten Sie sich also am Anfang nicht zu viel zu! Wenn Sie deutliche Unterschiede in beiden Körperhälften verspüren, dann lassen Sie die eine von der anderen lernen. Machen Sie sich die intaktere Seite so bewusst wie möglich, analysieren Sie ihre Bewegung im Detail und rufen Sie dann die schwächere Seite.

Bitte machen Sie sich immer wieder klar:

Ihre Hirnrinde kann immer wieder neue Bewegungsaufgaben übernehmen und schon einmal gekonnte wieder erlernen.
Nervenzellen stellen dauernd neue Verknüpfungen miteinander her, je mehr Sinne beteiligt sind, desto komplexer und stabiler wird diese Verknüpfung.
Wie erfolgreich der Aufbau von Neuverknüpfungen verläuft, ist von der Intensität Ihrer Aufmerksamkeit, Ihrer Vorstellungskraft sowie Ihrer Ausdauer und Konzentration abhängig. Die Wertschätzung, die Sie Ihrem Körper entgegenbringen, ist ein unerlässlicher Bestandteil der Therapie. Holen Sie Ihren »Bruder Leib« mit diesen Erkenntnissen wieder an Bord!

Wichtig für den Aufbau von Neuverknüpfungen: die Intensität Ihrer Aufmerksamkeit

4.
Gute Nachrichten aus der Entwicklungspsychologie

So erfährt sich ein Kleinkind über seine Umwelt

Um Ihnen ein besseres Verständnis der SoWi-Therapie durch noch mehr Hintergrundinformationen zu ermöglichen, führt ein zweiter Ausflug in die Entwicklungspsychologie. Vereinfacht ausgedrückt, untersucht diese Wissenschaft, wann und wie ein Kind etwas lernt – und wann man etwas noch nicht von ihm erwarten darf, weil die Voraussetzungen dafür noch nicht gegeben sind. Wenn man sich intensiver mit Sonjas SoWi-Therapie auseinander setzt, entdeckt man viele Ansätze aus der Entwicklungspsychologie.

Sonjas SoWi-Therapie – viele Ansätze aus der Entwicklungspsychologie

Hier lassen sich, wie im Medizinbereich weitere Bestätigungen für Sonjas Erkenntnisse finden.

Jean Piaget ist einer der bekanntesten Forscher auf dem Gebiet der Entwicklungspsychologie. Eines seiner wichtigsten Werke – es umfasst zehn dicke Bände – heißt »Das Erwachen der Intelligenz beim Kinde«.

Einer von Sonjas Lieblingssätzen, die sie in Therapien immer wieder gerne äußert, lautet: Was einmal ging, muss auch öfter gehen.

Das bedeutet: Was wir alle schon einmal in unserer frühesten Kindheit gekonnt haben, nämlich Nervenverbindungen über unser Fühlen zu knüpfen, muss auch ein zweites Mal, eben jetzt, möglich sein.

Wie erfährt ein Kind seine Umwelt?

Versuchen Sie einmal sich zu vergegenwärtigen, wie ein Kind seine Umwelt erfährt, sie in Besitz nimmt und dabei seinen Bewegungsapparat schult.

Noch besser ist es, wenn Sie selber einmal genau beobachten können, wie intensiv und wach kleine Kinder bei all ihren Tätigkeiten sind. Wenn Sie sich diese Aufmerksamkeit von Kindern abschauen könnten, wäre bereits viel erreicht. Sehen Sie einem Kleinkind zu, wie es immer wieder neue Türme aus seinen Bauklötzen baut, wie es vorsichtig und konzentriert einen Baustein auf den anderen stellt. Es leckt sich die Lippen dabei, ist ganz bei der Sache und durch nichts abzulenken.

Sehen Sie einem Kleinkind zu!

Wird Ihnen langsam klar, weshalb es Sonja glücken konnte, neue Verbindungen zu ihren gelähmten Körperteilen herzustellen? Wenn Sie die im vorigen Kapitel angeführten neuen Erkenntnisse über das menschliche Gehirn mit den nun folgenden Aussagen aus der Entwicklungspsychologie verbinden, erkennen Sie bestimmt, wo Sie ansetzen können.

Sonjas Gesundung – keine Wunderheilung

Und klar wird außerdem, dass es sich bei Sonjas Gesundung nicht um eine so genannte Wunder- oder auch Spontanheilung gehandelt hat, die Menschen eigenartigerweise ja oft recht geringschätzig abtun.
Bei Sonja sind physiologisch nachvollziehbare Prozesse abgelaufen, und diese sind durchaus auch auf andere übertragbar. Deshalb kann jeder, der sich seinem Körper in Liebe zuwendet, und Ausdauer und Geduld mitbringt, das gleiche Ziel erreichen wie Sonja.

In der frühkindlichen Entwicklung entdeckt man sofort die erste Parallele zu Sonja: Säuglinge machen in den ersten Stunden, Tagen, Wochen und Monaten ihres Lebens nichts anderes als Sonja, die – wie ein Säugling – bettlägerig und pflegebedürftig war. Sonja hat versucht, in ihrem Körper (wieder) heimisch zu werden, ihn (wieder) zu spüren.
Babys tun von ihrer ersten Lebensminute an nichts anderes. Sie tun es mit unendlicher Ausdauer und entwickeln mit all ihren Sinnen Verständnis und Gespür für

Sich Stück für Stück die Welt erobern

ihre kleine Welt. Sie tun das Einzige, was sie können: Sie fühlen. Sie können fühlen, hören und ein wenig sehen und mit diesen eingeschränkten Möglichkeiten erobern sie sich die Welt, Stück für Stück, oder besser Stückchen für Stückchen, denn es geht in winzig kleinen Schritten voran.

Als Erstes finden Säuglinge heraus: Wie fühlt sich meine nächste Umgebung an?

Dann: Wie sieht meine nächste Umgebung aus?

Und endlich: Was höre ich aus meiner nächsten Umgebung?

Wenn ein Schwindel, irgendeine Unsicherheit Ihr Gleichgewicht stört: Denken Sie daran, die Orientierung in Ihrem engsten Umfeld kann Ihnen eine große Hilfe sein.

Ihr Bett als Lernaufgabe

Ihr Bett zum Beispiel ist eine warme, weiche und sehr angenehme Lernaufgabe. Wenn Sie darin liegen, machen Sie sich klar, wie weit es bis zur angrenzenden Wand ist, was oberhalb Ihres Kopfes ist. Tasten Sie diese Entfernungen ab – ist eine Hand breit Platz über Ihnen, ist es mehr?

Wie liegen Sie im Bett? Es spricht für einen Gesunden natürlich nichts dagegen, sich kreuz und quer übers Bett zu lümmeln; Sie aber sollten versuchen, parallel zu den Kanten zu liegen, und sich das auch anhand der Abstände, die Sie immer wieder nach allen Richtungen ertasten sollten, zu vergegenwärtigen.

Tun Sie es jetzt:

Orientieren Sie sich in dem Raum, in dem Sie sich befinden, in Ihrer allernächsten Umgebung. Was hören Sie, was umgibt Sie, was sehen Sie, wie fühlt sich Ihre nächste Umgebung an?
Sitzen Sie? Sitzen Sie bequem? Ist es warm oder kühl? Worüber sind Sie mit Ihrer Umgebung verbunden? Was können Sie mit welchen Sinnen wahrnehmen?
Und denken Sie daran: Jeder Gedanke an einen Körperteil regt Ihre Nervennetze an, sich (wieder) miteinander zu verbinden.

Ich spüre, also bin ich

Wenden wir uns nun genauer dem Werk von Jean Piaget zu. Er hat sich vollkommen der Beobachtung der kindlichen Entwicklung gewidmet und dabei, mit seiner Frau, das Leben seiner drei eigenen Kindern praktisch von der Geburt an minuziös dokumentiert.

Kann nur das Gehirn eines Kleinkindes lernen und Erfahrungen machen?

Die Frage ist nun: Kann nur das Gehirn des Kleinkindes, das ja ein völlig unbeschriebenes Blatt ist im Vergleich zum Gehirn des Erwachsenen, lernen und Erfahrungen machen? Ist der Prozess, den jedes kleine Kind etwa innerhalb von eineinhalb Jahren vollzieht, von einem Erwachsenen mit seiner (möglicherweise vollen Festplatte) reproduzierbar?

Da auch Schulmediziner zu der Ansicht kommen, dass bis ins hohe Alter hinein Neuverknüpfungen des Nervennetzes unter bestimmten (liebevollen!) Umständen möglich sind, dürfen wir getrost ebenfalls davon ausgehen, dass Sonjas Therapie auch hier eine Bestätigung findet.

Ein Beispiel für Spüren und Lernen: Trinken an der Mutterbrust

Piagets erste Beobachtungen beziehen sich auf das Trinken an der Mutterbrust, was für ein Baby von größter Wichtigkeit ist. Ein sattes Baby ist zufrieden, ein hungriges schreit. Piaget hat alles niedergeschrieben, was Mund, Lippen, Zunge und Gaumen eines Säuglings betrifft. Nicht ohne Grund stecken Babys ja alles zuerst einmal in den Mund, denn dies ist ihr vertrautestes »Spüren« der Welt.
Eine Berührung an der Wange des Säuglings führt da-

zu, dass er mit dem Mund in der Luft zu saugen und zu suchen beginnt. Und Babys lernen schnell, obwohl sie so winzig sind. Bereits nach zwei Tagen sucht der Säugling nur noch auf der Seite, an der eine Berührung der Wange stattfindet, die Brust der Mutter. Spüren und Lernen stehen also in einem ursächlichen Zusammenhang.

Spüren und Lernen stehen in einem ursächlichen Zusammenhang

Bitte machen Sie sich immer wieder klar:

Das Spüren ist die Grundvoraussetzung für alle motorischen Lernvorgänge des Säuglings, sein Lernen ist ausschließlich mit dem Fühlen verknüpft.
Wenn Sie eine Bewegung neu erlernen möchten, ist also Ihr Spüren aller an der Bewegung beteiligten Körperteile das erste Lernziel. Stellen Sie sich diese Bewegung im Detail so oft und so intensiv vor, wie sie können. Ihr Gehirn ist angelegt, Ihre Bewegungsvorstellungen zu verwirklichen. Es kann gar nicht anders – sobald Sie an einen Körperteil denken, wird es aktiv: Tausende von ineinander greifenden Nervennetzen beginnen bei jedem Ihrer Gedanken zu schwingen. Lassen Sie sich von diesem Wissen ermutigen.

Spüren ist das erste Lernziel

Das nahe Umfeld zurückerobern

Beschäftigen wir uns weiter mit dem Verhalten von Säuglingen: Ihre Aktivitäten sind auf einen ganz engen Raum beschränkt, seine Möglichkeiten noch sehr begrenzt, und die wenigen Bewegungen, die er beherrscht, wiederholt er ständig.

Ständiges Üben festigt die Bewegung

Durch dauerndes Einüben winziger Bewegungsabläufe wird der Säugling ständig sicherer, und der Moment, in dem er zunächst wohl eher zufällig zwei Bewegungen miteinander kombiniert, wird mit freudiger Verwunderung von ihm erfasst. Alle Sinne helfen mit, und durch ständiges Üben wird die Bewegung gefestigt, bevor ein weiteres Element hinzugefügt wird.

Hier gibt es Parallelen zu Sonjas Anfängen, ihre Versuche gingen ja anfangs kaum darüber hinaus, sich in ihrem eigenen Bett zu orientieren. Dort hat sie gelernt, den Körper wieder zu erreichen, zunächst durch Spüren, dann durch die eigenen Gedanken.
Auch für Sonja (und viele andere Betroffene) gilt, dass permanentes Wiederholen von Bewegungen deren Sicherheit innerhalb kurzer Zeit zu festigen vermag.

Synapsen funktionieren besser, je häufiger sie benutzt werden

Die Berührungspunkte zwischen zwei Nervenzellen bzw. zwischen Nervenzelle und Nervenleitung, die Impulse weiterleiten und damit unsere Beweglichkeit ermöglichen, heißen Synapsen. Sie funktionieren umso besser und verlässlicher, je öfter sie angesprochen, also benutzt werden.
Ein Kind benutzt seine anfangs noch sehr wenigen Synapsen permanent, es knüpft dabei seine ersten Ner-

vennetze und verstärkt sie durch ständige Benutzung. Das Einüben ist so regelmäßig, so intensiv und voll innerer Anteilnahme, dass diese ersten Bewegungen, dieses erste Erspüren der Welt und die dadurch erschaffenen Nervenverbindungen ein Leben lang funktionieren könnten.

Sonjas allererste verblüffende Besserung fand im selben Umfeld statt, das auch einem Kleinkind als Ausgangspunkt dient. Sie erschloss sich ihre Umgebung genauso, wie dies ein Kind in den ersten Monaten tut. Dass sie sich von einem Tag auf den anderen plötzlich ohne jede Mühe aufsetzen konnte, ihre Fähigkeiten relativ schnell zurückgewann, könnte aus entwicklungspsychologischer Sicht darauf hindeuten, dass erst die vielen kleinen Nervenverknüpfungen in Ordnung gebracht werden müssen, um größere Vorhaben anzugehen. Dann jedoch sind beachtliche Erfolge möglich.

Sonja erschloss sich ihre Umgebung genauso, wie dies ein Kind in den ersten Monaten tut

Bitte machen Sie sich immer wieder klar:

Zuerst muss das nahe Umfeld zurückerobert werden. Üben Sie in Gedanken und dann auch in der Wirklichkeit kleinste Bewegungen immer wieder ein. Mit Einsatz und Zuversicht können Sie so große Fortschritte einleiten.

Erobern Sie sich zuerst das nahe Umfeld zurück

Beteiligen Sie all Ihre Sinne

Auch Piaget ordnet die Motorik dem Spüren unter

Piaget nennt die ersten eineinhalb Lebensjahre eines Kindes die »sensomotorische Phase« (Sensus = Sinn und Motorik = Bewegung). Bereits die von ihm für diesen Ausdruck gewählte Reihenfolge beider Begriffe weist darauf hin, dass auch er die Motorik dem Spüren unterordnet. Eines der Ergebnisse seiner umfassenden Untersuchungen war, dass den menschlichen Sinnen bei der Eroberung der Welt die absolute Priorität einzuräumen ist.

Die Motorik des Greifens entwickelt sich aus den Sinneswahrnehmungen

Piaget dokumentiert aufs Genaueste, wie sich z.B. die Motorik des Greifens aus den Sinneswahrnehmungen entwickelt. Die Koordination des Greifvorgangs mit dem Sehen eines Gegenstandes ist eine sehr komplexe Aktion, die einem Säugling ja nicht von Anfang an gelingt. Das unkontrollierte Fuchteln der Arme muss als erster Baustein des späteren Greifens gesehen werden.

Piaget notiert sich bei seiner Tochter Lucienne: 0:3 (13), (sie ist 3 Monate und 13 Tage alt): »Sie beobachtet lange ihre Hand und bewegt sie dann schnell zur Seite, die Augen folgen der Bewegung.«
Ganz wichtiger Punkt: Die Beteiligung der Augen an der Bewegung, also praktisch das Heranziehen eines weiteren Sinnes – sie verfolgt mit ihren Augen, was sie selbst mit den Händen tut.
Weiter dokumentiert er: Sie strampelt vor Freude und versetzt dabei die Puppen, die am Dach ihrer Wiege hängen, in Bewegung. Sie beobachtet sie eine Weile

und vergisst ihre Hand; erst als sie sie zufällig wieder vor ihre Augen hebt, verfolgt sie sie erneut mit den Augen.
Eine weitere Beobachtung macht er einige Tage später: Lucienne kratzt mit den Fingernägeln am Bezug ihrer Decke, sie scheint auf das Geräusch zu hören, aber als ihr Vater (Piaget) die Puppen am Dach der Wiege in Schwingung versetzt, unterbricht sie ihr Kratzen, um jetzt die Puppen zu beobachten. Man weiß nichts darüber, was Lucienne jetzt vielleicht »denkt« ... überlegt sie, womit es zusammenhängen könnte, dass die Puppen sich bewegen?
Sie nimmt ihr Kratzen erst wieder auf, als die Puppen ruhig hängen. Nach einer Weile beginnt sie zu strampeln und die Puppen bewegen sich dadurch erneut. Lucienne lächelt, sie macht eine Pause und beobachtet nun ganz ernst die Puppen. Als diese wieder ruhig hängen, beginnt sie erneut zu strampeln.
Piaget beschreibt hier minuziös, wie sich ein kleines Kind als Erstes mit seinen Sinnen den ihm zur Verfügung stehenden Raum – hier eine Wiege – erschließt. Auch dieses Beispiel hat uns gezeigt, wie wichtig die Beteiligung aller Sinne beim Neuerlernen einer Bewegung ist. Je mehr Sinne beteiligt sind, also je komplexer die sinnliche Anbindung einer neuen Erfahrung ist, desto mehr Nervennetze werden in den Lernvorgang eingebunden.

Wichtig: die Beteiligung aller Sinne beim Neuerlernen einer Bewegung

Sehen wir uns zum Beispiel an, wie viele Sinne daran beteiligt sind, wenn wir uns nur ein wohlriechendes Stück Erdbeerkuchen zum Mund zu führen. Neben der dafür benötigten motorischen Leistung wird auch der Geruchs- und Geschmackssinn sowie das Auge (Schlagsahneklecks auf dem Rot?) angeregt. Desgleichen werden die Koordination, der Gleichgewichtssinn und die räumliche Orientierung (Hand führt zum Mund) trainiert.

Stellen Sie sich vor, wie viele Sinne Sie beim Essen eines Stückes Erdbeerkuchen einsetzen

Spüren Sie sich bei allem

Wenn ich dabei wirklich bei mir bin, dann spüre ich automatisch: Ich sitze aufrecht, mit geradem Rücken, ich führe meine Rechte zum Mund, die Sahne berührt meine Lippen ...

An dieser Stelle möchte ich auf ein empfehlenswertes »Spür-Buch« hinweisen. Es heißt »Spürend leben lernen« und ist von Dorothee Mecklenfeld geschrieben (s. »Literatur«).

Die kleinen Dinge sind es, die Sie jetzt mit viel Aufmerksamkeit wahrnehmen sollten

Bitte machen Sie sich immer wieder klar:

Die kleinen Dinge sind es, die Sie jetzt mit viel Aufmerksamkeit wahrnehmen sollten. Lernen Sie (wieder) intensiv zu spüren – ob das der Stoff der Autositze, die Oberfläche einer Keramikschale oder die Laus ist, die Ihnen über die Leber läuft, ist egal.
Spüren Sie in jeder Situation das, was Vorhanden ist. Ihr Spüren aktiviert eine Vielzahl von Nervennetzen, die ineinander greifen, alte Verknüpfungen verstärken und immer neue Verbindungen schaffen.
Sonjas allererster Beitrag bei jedem Seminar gilt der Orientierung im Raum – orientieren auch Sie sich so häufig wie möglich auf diese Weise.

5.
Seelische Schmerzen machen uns krank

Als ich die Diagnose »MS« erhielt

Auch sich seelisch spüren gehört dazu

Hätte ich im Laufe meines Lebens das Mich-Spüren nicht in jeder Hinsicht verlernt, dann hätte ich mir sehr viel erspart. Denn zum körperlichen Spüren in jeder Lage und Situation gehört selbstverständlich auch das Spüren im seelischen Bereich. Hier wäre mein Ansatzpunkt gewesen, hier hätte ich beginnen müssen! Dann hätte ich gewagt zu spüren, dass die Diskrepanz zwischen dem, was ich mir für meine Zukunft erträumte, und der Realität, die ich in meinen Beziehungen erlebte, immer größer wurde – unerträglich lange hatte es gedauert, bis ich das schließlich erkannte – und warum es so war.

Meine Geschichte soll hier für die vielen anderen stehen, die gleichfalls an MS erkrankt sind und den Weg aus der permanenten Verschlechterung heraus nicht finden können, weil sie sich selber am meisten im Wege stehen.

Ich hatte die Diagnose längst geahnt

Als mein Hausarzt vor über 20 Jahren das Wort Multiple Sklerose wirklich aussprach, war ich, obgleich ich es längst geahnt hatte, am Boden zerstört.

Entsetzlich verzweifelt fragte ich mich immer wieder: Warum ich, warum ausgerechnet ich?

Wieso habe gerade ich diese Krankheit bekommen? Ich, die ich mich nahezu ausschließlich darüber definierte, dass ich geistig, aber auch körperlich flink und in jeder Hinsicht agil war, sollte mit dieser Krankheit geschlagen sein? Welches grausame Schicksal bestrafte mich da, und weshalb, was hatte ich verbrochen?

In einer ganz tiefen Schicht meines Bewusstseins ahnte ich schon damals, weshalb es mich getroffen hatte, konnte es jedoch nicht wirklich erfassen.

Ein halbes Jahr lang, in dem es kein Arzt wagte, dieses schreckliche Wort MS mir gegenüber auszusprechen, hatte ich meine diesbezüglichen panischen Ängste und in der Folge auch sämtliche anderen Gefühle und Sorgen so weit weggeschoben, dass ich mich selbst überhaupt nicht mehr spüren konnte.

Ich hatte sämtliche Gefühle weit von mir weggeschoben

Als das Wort MS dann gefallen war, sandte ich ein Stoßgebet zum Himmel, obgleich ich mit dieser Ebene absolut keine ungetrübte Beziehung hatte. Trotzdem flehte ich also: »Lass mich meinen Sohn groß kriegen, bitte lass mich nicht vorher bewegungsunfähig im Rollstuhl landen.«

Alles, wirklich alles hätte ich damals von heute auf morgen geändert, wenn mir nur jemand gesagt hätte, wo ich ansetzen sollte. Aber weit und breit fand ich niemanden, der mir das sagen konnte, ich musste es also selbst herausfinden.

Multiple Sklerose kommt niemals aus heiterem Himmel, auch bei mir hat diese Krankheit eine lange Vorgeschichte.

Multiple Sklerose kommt niemals aus heiterem Himmel

Als Kind hatte ich gelernt, dass ich dafür verantwortlich war, die Harmonie in der Familie zu erhalten, dieser Auftrag hat mich mein Leben lang begleitet. Meine Ehe war trotzdem gescheitert, genau daran, womit ich sie eigentlich zu erhalten versucht hatte. Immer und in allen Beziehungen hatte ich Probleme dadurch lösen wollen, dass ich so tolerant wie nur möglich war. Im Klartext bedeutete dies, dass ich jeden Streit zu vermeiden trachtete und mich so weit zurücknahm, dass von mir keine Konflikte ausgingen. Kein Wunder, dass von mir als Person nur sehr wenig übrig blieb. Mein Selbstwertgefühl ging dabei natürlich völlig über Bord.

Und permanenter uneingestandener Ärger fraß an mir. Mit dem Verdrängen meiner Empfindungen hatte ich nicht erst in, sondern schon lange vor meiner Ehe begonnen. War ich nicht immer der Sonnenschein gewesen? Ärger, Wut, Zorn? Fehlanzeige!

Ich wusste nicht, wie es mit mir weitergehen würde

Und nun saß ich hier, mit dieser Krankheit. Ich hatte keine Ahnung, wie es mit dieser Diagnose mit mir weitergehen würde und machte mich – zunächst vor allem für meinen Sohn – auf die Suche nach der Ursache der Krankheit, forschte und suchte verzweifelt, heute allerdings ist mir klar, dass ich dauernd die völlig verkehrte Richtung anpeilte. Bis ich eines Tages, wie aus einem Albtraum erwachend, meine Krankheit in all ihren komplexen Zusammenhängen tatsächlich zu begreifen begann.
Je näher ich der Lösung kam, desto verblüffter fragte ich mich, warum eigentlich keiner der Schulmediziner jemals hatte wissen wollen, ob, und wenn ja, weshalb ich beim ersten Ausbruch der Krankheit mir selbst gegenüber Aggressionen gehabt hätte? Aber vielleicht hätte ich diese Frage, die mir heute so selbstverständlich erscheint, damals noch gar nicht wirklich verstanden.

Die Krankheit entsteht in der Seele

Alle, Schulmediziner wie Erkrankte, suchen die Ursache der Krankheit im körperlichen Bereich, wo sie sich zwar manifestiert, aber ganz sicher nicht entsteht. Sie entsteht in der Seele, weil sie leidet – an den verpassten Gelegenheiten, sich selbst zu spüren und auch ernst zu nehmen.
Wo genau meine Krankheit entstanden war, begann ich erst nach vielen Jahren langsam zu begreifen, sie kam aus einer »Ecke«, in die ich viele Jahre nicht hineinzuschauen gewagt hatte. Viele Schandtaten musste ich mir eingestehen, die ich begangen hatte – an mir selber.

Multiple Sklerose tritt immer in einer existenziellen Krisensituation auf. Auch bei mir bahnte sich jeder Krankheitsschub nach einem innerseelischen Konflikt an, den ich nicht lösen konnte, weil ich nie gelernt hatte, Konflikte offen auszutragen.

MS tritt immer in Krisensituationen auf

Ich wusste nicht, dass ich für mich, mein Leben und meine Gesundheit selbst die Verantwortung übernehmen konnte, ja musste! Und weil ich dies lange Zeit einfach nicht begreifen konnte, schritt die Krankheit immer weiter fort, von Schub zu Schub, wurde im Laufe der Zeit dann chronisch, bis ich begriff:

Gerade in dem Rat, Stress zu vermeiden, lag das Gift verborgen, das mich immer mehr erlahmen ließ. Auf schulärztliches Anraten führte mein Weg so immer tiefer in die Krankheit. Ich war krank, gerade weil ich mich so krampfhaft darum bemühte, diesem Rat zu folgen, anstatt die innere Wut auszudrücken, mich mit mir selbst und anderen auseinander zu setzen und meine Impulse zu verwirklichen.

Wenn man erst einmal in einer solchen Falle steckt, geht nichts mehr schnell.

Die Verantwortung für meine Krankheit zu übernehmen, erschien mir lange Zeit unmöglich. Es dauerte lange, bis ich schließlich begriff: Ich richtete Aggressionen gegen mich, die ich auf andere nicht zu richten wagte. Der Begriff Autoaggression hatte mir lange nichts gesagt

Was ich lange nicht begriff: Ich richtete Aggressionen gegen mich, die ich auf andere nicht zu richten wagte

Ich? Aggressionen? Ich doch nicht! War ich nicht der friedlichste Mensch auf Gottes weitem Erdboden, aktives Mitglied der Friedensbewegung, immer auf Ausgleich und Harmonie bedacht? Und war ich nicht von lauter entgegenkommenden Menschen umgeben, konnte ich nicht froh und dankbar sein, dass sie mir so viel halfen, mich unterstützten? Wo sollte da Raum für Aggressionen sein?

Es dauerte noch einmal eine ganze Weile, bis ich dieses falsche Selbstbild »in Angriff« nehmen und endlich wirklich erwachsen werden konnte. Verantwortlich für mich und auch für meine Gesundheit. Und folglich natürlich auch für meine Krankheit, die mich sonst immer weiter lähmen würde.

Von diesem Zeitpunkt an war ich kein Opfer mehr.

Plötzlich wurde alles ganz einfach

Als ich wirklich entschlossen war, zu mir zu stehen, mich so zu lieben, wie ich war, mit diesem ganzen Ärger und Zorn in mir, wurde plötzlich alles ganz einfach. Ich fing an zu begreifen, wie wenig großzügig und tolerant ich mir selbst gegenüber war. Allen anderen gegenüber konnte ich dies sein – nur nicht mir selbst gegenüber. Und da musste ich ansetzen.

Es war ein weiterer schmerzhafter Erkenntnisprozess, der mich am Ende zu einem liebevolleren Umgang mit mir selbst führte.

In seinem Verlauf hörte ich endlich auf, übersteigerte Ansprüche an mich zu stellen, und ich begann, mich von den Schuldgefühlen zu befreien, von denen ich mich viele Jahre so selbstverständlich hatte begleiten und quälen lassen

Heute habe ich keine Angst mehr vor der Zukunft

Heute kann ich sagen, dass ich zumeist in mir ruhe; meine verloren geglaubte Energie kehrt zu mir zurück, und ich habe keine Angst mehr vor weiteren Schüben, keine Angst mehr vor der Zukunft. Ich kann mich lieben, so wie ich bin. Ich spreche ganz bewusst nicht von mich akzeptieren, ich spreche hier absichtlich von Liebe, weil nur Liebe heilt.

Und mit jedem Tag beginnt für mich der Rest meines Lebens, eines Lebens ohne weitere Schübe und Verschlechterungen.

Bitte machen Sie sich immer wieder klar:

Ihre Seele, Ihre Psyche ist ein ganz wichtiger Teil von Ihnen. Spüren Sie sich auch in dieser Hinsicht und vertrauen Sie darauf, dass Ihre Empfindungen richtig sind. Gefühle sind dazu da, dass Sie sie bemerken. Sie wollen Ihnen etwas Wichtiges sagen, hören Sie darauf und verdrängen Sie nichts. Machen Sie reinen Tisch und klären Sie Ihre Beziehungen. Schauen Sie dabei getrost zunächst auf sich selbst, denn Sie sind es, der krank ist!

Gefühle sind dazu da, dass Sie sie bemerken

Erste Krankheitsanzeichen

Sonja setzt nicht erst da an, wo sich Defizite entwickelt haben

Wenn Sonja die Seminarteilnehmer in ihre Methode einführt, dann setzt sie nicht erst dort an, wo Defizite bemerkt worden sind; Sonja beginnt sehr viel früher, weil auch die Krankheit bereits viel früher zugeschlagen hat – sie weiß dies von sich selbst, von vielen anderen Erkrankten und auch von mir.

Ich erinnere mich so deutlich, als wäre es gestern gewesen. Einige Wochen, bevor bei mir MS diagnostiziert wurde, rannte ich beim Volleyballspielen mit meinem Freund nach einem Ball um die Wette, der ins Aus geflogen war. Er war kein Supersportler, aber er war zuerst am Ball, vor mir, die ich beim Schulsport immer eine der Schnellsten gewesen war.

Ich wusste, dass sich etwas Schreckliches anbahnte

Ich war nicht nur völlig perplex, ich war zu Tode erschrocken und wusste in dieser Sekunde, dass sich etwas ganz Schreckliches bei mir anbahnte. Konnte ich damals mit meinem Freund darüber sprechen, über diese mir bis ins Mark gehende, plötzliche Angst? Sie werden es schon erraten haben, nein, ich konnte es natürlich nicht.

Er witzelte darüber, wo denn meine sagenhafte Schnelligkeit geblieben war, und ich machte mit, froh darüber, dass er mich von meiner Angst ablenkte.

Im Verdrängen, im Wegschieben von schlimmen Erfahrungen war ich ja sehr geübt, weil ich wusste, dass ich – voller Angst, wie ich von dieser Sekunde an war – in ihm keinen Gesprächspartner gefunden hätte.

Hätten wir nicht dieses kleine Wettrennen veranstaltet, wüsste ich bis heute nicht, dass ich bereits damals die ersten Krankheitsanzeichen hatte.

Zur gleichen Zeit konnte ich bei einem Spaziergang an der Isar auf einmal Steine nicht mehr über die gesamte Flussbreite werfen. Jedes Mal platschten sie einige Meter vor dem gegenüberliegenden Ufer ins Wasser – mein Entsetzen darüber behielt ich natürlich auch bei dieser Gelegenheit für mich.

Heute wüsste ich, was ich zu tun hätte

Heute wüsste ich nicht nur, wie ich eine solche Situation psychisch verarbeiten könnte, ich wüsste auch, wie ich körperlich vorzugehen hätte, um diese Veränderung nicht kampflos hinzunehmen.

Ich könnte mit meinem heutigen Wissen sofort beginnen, das Werfen wieder zu erlernen. Es ist eine Frage des Zusammenspiels von Kraft, Raumorientierung und Koordination, also von drei Komponenten, die bei Multipler Sklerose bereits sehr früh betroffen sein können. Wer sehr sensibel mit seinem Körper umgehen muss, eine Tänzerin, ein Artist beispielsweise, bemerkt natürlich meist sehr viel früher, dass irgendetwas nicht mehr stimmt.

Anderen fällt eine Abnahme der körperlichen Leistungsfähigkeit auch deswegen nicht so schnell auf, weil wir diese selten austesten. Wann rennen wir denn noch um die Wette, wann werfen wir Steine über Flüsse?

Bitte machen Sie sich immer wieder klar:

Die SoWi-Therapie muss dort ansetzen, wo Ihre Bewegungsstörung am grundlegendsten ist. Sie haben zum Beispiel festgestellt, dass Sie nicht mehr ruhig auf einem Bein stehen können? Gleichgewichtsprobleme lassen sich nur beseitigen, wenn Sie in einen sehr frühen Lernschritt der kindlichen Entwicklung einsteigen, also in diesem Fall lange bevor ein Kind zu stehen beginnt (genauere Ausführungen s. S. 108ff.).

Die SoWi-Therapie muss dort ansetzen, wo Ihre Bewegungsstörung am grundlegendsten ist

Die psychosomatische Sichtweise

Die Psychosomatik gibt der Seele mehr Raum, dem Körper aber deshalb nicht weniger

Die Psychosomatik will der Seele mehr Raum geben, nicht dem Körper weniger, wie diejenigen immer annehmen, die den psychischen Aspekt einer Krankheit leugnen möchten. Dem somatischen (= körperlichen) Faktor wird aber aufgrund dieser umfassenderen Sichtweise auf keinen Fall weniger Aufmerksamkeit gewidmet.

Die Diskussion darüber, ob und in welchem Maße seelische Belange den Körper beeinflussen, ist so alt wie die Medizin selbst.

Die Psychosomatik ist eigentlich gar kein Spezialfach der Medizin, sondern viel eher eine ganzheitliche Betrachtungsweise des Menschen.

Krank ist immer die ganze Person, nicht nur ihr Körper

Ganzheitliche Ansätze finden heutzutage immer mehr Anklang, der Einfluss der Seele auf den Körper wird weitgehend akzeptiert. Gesund oder krank ist man nicht im Körper allein oder gar nur in einzelnen seiner Organe. Krank ist die Person, die ja immer einem ganzen Komplex gesund oder auch krank machender Faktoren ausgesetzt ist. Längst nicht alle Fragen nach Ursache und Wirkung von Krankheit sind bisher beantwortet, manche Antworten würden den Rahmen dieses Buches sprengen. Sicher ist, dass niemand in der Medizin heute noch bezweifelt, dass seelische Anspannung, permanenter Ärger, anhaltender Kummer und unterdrückte Gefühle eine Krankheit auslösen können. Wer ständig unter Strom steht, den gesunden Wechsel zwischen Anspannung und Entspannung nie oder nur sehr selten erlebt, der erkrankt leichter.

Allerdings kann der eine besser mit bestimmten Situationen umgehen als der andere, weshalb eben einer erkrankt und der andere unter gleichen Umständen nicht. Etwas unter dem psychosomatischen Aspekt zu betrachten, bedeutet auf gar keinen Fall, es nicht ernst zu nehmen oder dem Erkrankten gar eine Schuld zuzuschreiben.

Psychosomatik bedeutet nicht, dem Erkrankten eine Schuld zuzuschreiben

Bereits der alte Grieche Platon fand: »Dass es Ärzte für den Körper und Ärzte für die Seele gibt, ist ein großer Fehler, wo beides doch nicht getrennt werden kann. Gerade das übersehen die griechischen Ärzte und nur darum entgehen ihnen so viele Krankheiten, sie sehen nämlich niemals das Ganze. Dem Ganzen sollten sie ihre Sorge zuwenden, denn dort, wo das Ganze krank ist, kann unmöglich der Teil gesund sein.«

Dem ist aus unserer Sicht nichts hinzuzufügen.

Der Tropfen, der das Fass zum Überlaufen bringt, ist nicht die Ursache dafür, wohl aber der Auslöser. Gerade bei einer chronischen Krankheit wie der Multiplen Sklerose ist es deshalb sinnvoll, diesen Tropfen sehr genau wahrzunehmen, bevor er immer wieder neue Schübe auslöst oder es durch weitere Verschlechterungen zur Chronifizierung der Krankheit kommt.
Bei Schlaganfallpatienten ist es häufig der Bluthochdruck, der über Jahre hinweg besteht und am Ende einen Schlaganfall herbeiführt. Natürlich ist es auch hier sinnvoll, nach den Faktoren zu forschen, die zu einem Bluthochdruck geführt haben.

Die Psychoimmunologie untersucht das Zusammenspiel zwischen Psyche und Immunsystem

Um ein besseres Verständnis für die Ursache von Krankheit bemüht sich auch die Psychoimmunologie, ein relativ neues Forschungsgebiet. Sie untersucht das Zusammenspiel zwischen Psyche und Immunsystem, wobei das Stressphänomen und die daraus resultierende Schwächung der Immunabwehr im Mittelpunkt stehen.

Der Faktor Stress ist in unserer heutigen Gesellschaft ein allgegenwärtiges Thema. Denn offenbar wollen all die vielen Stressauslöser (Stressoren) uns zu einem Verhalten anregen, das nicht mehr in unsere Zeit passt.
Stellen Sie sich einfach nur einmal vor, dass bei einer Besprechung des oberen Managements einer der Teilnehmer plötzlich, vielleicht auch noch laut schreiend, aus dem Konferenzraum rennt. Als er vor der Wahl stand: Flucht oder Angriff, hatte er sich für die Flucht entschieden. Ein mehr als komisches Bild, das nun wirklich nicht mehr in unsere Landschaft passt.

Bei Stress: Flucht oder Angriff?

Trotzdem läuft genau dieser archaische Prozess in einem Konferenzteilnehmer ab, wenn er unter Druck gerät. Durch diesen Stress wird der Körper in die Lage versetzt, in der Gefahr Höchstleistungen zu erbringen. Hormone werden ausgeschüttet, ein Fluchthormon oder ein Angriffshormon. Beide stimulieren den Kreislauf und schalten das Denken zugunsten vorprogrammierter Reflexhandlungen aus. Andere Hormone fördern die Blutgerinnung, stellen das Verdauungssystem und die Sexualfunktionen ruhig, damit sich der Kämpfende auf das entscheidende Gefecht konzentrieren kann.

Stress versetzt den Körper in die Lage, Höchstleistungen zu erbringen

Leider ist das alles vergebliche Liebesmüh, denn niemand wird, wie in unserem Beispiel, schreiend aus dem Konferenzsaal rennen. Nein, wir bleiben ruhig sitzen, lächeln und wirken unheimlich entspannt.
Der ursprünglich sinnvolle und lebensrettende Vorgang wird zum Feind des eigenen Körpers: Die nicht verbrauchten Energien, die abgeblockten Impulse führen neben der Steigerung der Herzfrequenz und der Erhöhung des Herzinfarktrisikos außerdem zu großer Frustration, weil man nicht handeln kann.
Unsicherheit und Nervosität sind die Folge.
Nicht die kurzen Alarmzustände, gefolgt von langen Entspannungsphasen, sind heute an der Tagesord-

nung, sondern ein Trommelfeuer von permanenten Umweltreizen ohne Entspannung.
Gerade für Menschen mit zerebralen Störungen, die bereits aufgrund von minimalen Anforderungen unter Hochspannung geraten, liegt hier ein ganz wesentliches Gefährdungspotenzial.

Früher ordnete man das Immunsystem nicht einmal der Medizin, sondern der Biochemie zu. Es war ja schließlich möglich, Immunreaktionen einfach nur im Reagenzglas – also ohne Mensch – zu erzeugen.
Übersehen wurde dabei, dass die Milz, die eine große Rolle in der Immunabwehr spielt, reich mit Nervenfasern des vegetativen Nervensystems versorgt ist; das widerlegt die Annahme, dass keine Kommunikation zwischen Immun- und Nervensystem stattfindet.

Auch das Nervensystem kommuniziert mit dem Immunsystem

Die Zusammenhänge, sowie auch die wechselseitige Beeinflussung zwischen Immunsystem und Psyche werden in der Psychoimmunologie und der Psychoneuroimmunologie untersucht. Letztere ist um noch eine Facette erweitert, sie untersucht den Einfluss der Seele auf das Gehirn und das Immunsystem und erforscht, inwieweit durch positive seelische Prozesse hormonelle Einflüsse wirksam werden, die eine Heilung bewirken können.
Aus mehreren Gründen sind Wissenschaftler heute überzeugt, dass es ein starkes Bindeglied zwischen dem Nerven- und dem Immunsystem gibt. Welche Auswirkungen diese Tatsache auf die MS-Therapie haben wird, ist zurzeit noch nicht abzusehen.
Für die SoWi-Therapie ist diese Forschungsrichtung jedenfalls hochinteressant.
Die SoWi-Therapie arbeitet mit Emotionen wie Freude, Neugierde, Spannung, Erwartung – das sind positiv belegte Begriffe, die ebenso wie die liebevolle Hinwen-

Die SoWi-Therapie arbeitet mit Emotionen wie Freude, Neugierde, Spannung, Erwartung

dung zum Körper in dieser Therapie ganz im Vordergrund stehen. Sie haben weitaus häufiger erfreuliche Ergebnisse aufzuweisen als hochdosierte Medikamente.

In vielen Situationen kann Freude stecken

Der Schluss, dass eine freudig gestimmte Seele den kranken Körper wieder gesund machen kann, wird jedem »Anhänger« der SoWi-Therapie einleuchten und ihn immer wieder daran erinnern, dass in vielen Situationen Freude stecken kann. Auch jeder frisch Verliebte hat wohl schon an sich selbst bemerkt, wie schnell die kleinen Wehwehchen verschwunden sind, wenn man sich in einem seelischen Hoch befindet! Glück und Dankbarkeit sollte man öfters empfinden.
Die negativen Aspekte, die unser Leben und damit auch unsere Gesundheit vergiften, werden in unseren Zeiten leider viel bereitwilliger wahrgenommen.

Wenn die Seele leidet, wird auch der Körper belastet

Bitte machen Sie sich immer wieder klar:

Der körperliche und der seelische Aspekt sind niemals voneinander zu trennen. Wenn Ihre Seele leidet, dann ist auch Ihr Körper nicht unbelastet. Zerebrale Erkrankungen verlangen den liebevollen Umgang mit sich selbst, der sehr oft extrem erschwert, ja unmöglich ist, solange Erkrankte nicht in Frieden mit sich leben.
Holen Sie sich die fachkundige Hilfe eines Psychologen, wenn es Ihnen aus eigener Kraft noch nicht gelingt, sich selbst der allerbeste Freund, der beste Arzt zu sein.

Tun Sie es jetzt und immer wieder:

Verordnen Sie sich eine halbe Stunde reine Freude. Es geht ganz einfach!

Es geht dabei auf keinen Fall darum, das Hässliche auf dieser Welt einfach auszublenden oder zu verdrängen, es geht nur darum, die eigene Sichtweise für einige Zeit etwas anders einzustellen.

Verpassen Sie Ihrem Alltag eine rosa Brille! Dies ist nicht unaufrichtig, keine Lüge und auch keine Selbsttäuschung. Es ist das Gleiche, wie wenn Sie bei Kopfschmerzen ein Aspirin nehmen. Das vertreibt den Schmerz – und diese kleine Übung vertreibt Ihre dunklen Gedanken.

Verpassen Sie Ihrem Alltag eine rosa Brille!

Also: Loben Sie alles, was Ihnen jetzt begegnet, und wenn Sie beim besten Willen nichts Lobenswertes in Ihrer Nähe entdecken, dann gehen Sie für diese Zeit einfach woanders hin. Wenn Sie zurückkommen, werden Sie auch in Ihrer eigenen Umgebung einiges entdecken, was Sie loben können.

Es ist ganz einfach, die Dinge in Ihrer Umgebung zu loben, und es ist ungeheuer wirkungsvoll, es immer wieder zu tun. Das könnte ungefähr so aussehen:

Ist es nicht wunderschön, wie herrlich diese Blume blüht, wie wunderbar weich dieser Teppich sich unter den Füßen anfühlt, wie warm die Sonne ins Zimmer scheint, wie fröhlich die Amsel zwitschert, wie glatt die Wand im Wohnzimmer tapeziert ist, wie herrlich sauber diese tolle Fuselrolle die schwarze Hose gemacht hat …

Seelisches Wachstum hilft Ihrem Körper

Verständlicherweise empfindet jeder, der eine zerebrale Störung hat, den Alltag als immer belastender. Da muss man schon einen starken Willen haben, wenn man noch etwas schaffen möchte.

Ein zu starker Wille verkrampft

Trotzdem: Schalten Sie Ihren Willen aus! Ein starker Wille war vielen Patienten vielleicht immer schon zu Eigen; die stahlharte Version, die sie im Verlauf ihrer Krankheit mehr und mehr entwickelten, steht der Verbesserung der Gesundheit am meisten im Weg. Nicht der Wille, sondern die Liebe heilt! Ein zu starker Wille führt wieder zu Verkrampfungen, er würde die noch zarten Neuverknüpfungen der Nervenleitungen überfordern. Ganz sanft, ganz weich sollten sie angesprochen werden, damit sie ihre Aufgabe wieder übernehmen können.

Die SoWi-Therapie ist eine sehr feminine Therapieform

Sicher bemerken Sie immer mehr, dass die SoWi-Therapie eine völlig andere Art ist, mit einer Erkrankung im zerebralen Bereich umzugehen. Ich empfinde sie als eine sehr feminine Therapieform, die dabei hilft, das Leben wieder intensiv zu erfahren, sie lehrt das Spüren auf allen Ebenen; mit allen Sinnen und Gefühlen, nicht umsonst ist Sonja eine Frau.

Diese Therapie wird Ihr Leben verändern, aber das bedeutet nicht, dass Sie nun alles völlig umkrempeln müssten; es werden einfach andere Schwerpunkte und andere Sichtweisen in Ihr Leben Einzug halten.

Haben Sie Geduld und warten Sie, welche Veränderungen sich in Ihrem Leben einstellen werden!

Die SoWi-Therapie ist ganz sicher keine Technik. Gleichwohl fallen in diesem Buch sehr viele technische Begriffe, weil sie Dinge einfach einleuchtend beschreiben können und jedem verständlich sind. Es ist ja nahe liegend, die vielfachen Störungen bei Lähmungen aller Art als Energieausfall zu definieren, als Leitungsproblem, und auch der Computer, der heute längst überall Einzug gehalten hat, kann viele Zusammenhänge verdeutlichen. Das letzte Verständnis, das tiefe Begreifen dieser Therapieform führt natürlich nicht über technische Begriffe, ein liebevoller Zugang zum Körper lässt sich nur tief in der Seele finden.
Wer diese Therapieform also nur als Technik versteht, wird mit ihr nicht ans Ziel kommen.

Lähmungen können als eine Art Energieausfall begriffen werden

Glauben Sie eigentlich, dass die SoWi-Therapie nach Sonja Wierk benannt wurde? Das ist nahe liegend, stimmt aber nicht. Ein Arzt hatte Sonja empfohlen, für ihre Therapie einen einprägsamen Namen zu finden, und sie suchte daraufhin nach etwas Umfassendem, das auch symbolisieren sollte, wie sehr die SoWi-Therapie das Leben verändern würde. So leitete sie den Namen von den Begriffen Sonne + Wind, Sommer + Winter sowie von den Worten Soziales und Wissen ab, das für sie für die erneute Integration der Erkrankten ins Leben steht, ihrer Ansicht nach neben der körperlichen Verbesserung auch ein wichtiges Ziel.

Die Psyche braucht wieder die Sicherheit, dass auf den Körper Verlass ist. Daran arbeiten wir. Der Umgang eines Reiters mit seinem Pferd kann das verdeutlichen: Wenn es seinen Reiter abwirft, weil es vor irgendeinem Hindernis scheut, ist es ja bekanntermaßen wichtig, sofort wieder aufzusteigen, die Zügel wieder fest in die Hand zu nehmen und das Hindernis noch einmal anzureiten und diesmal dabei erfolgreich zu sein. So soll un-

Die Psyche braucht wieder die Sicherheit, dass auf den Körper Verlass ist

ser Geist den Körper anleiten und führen, und er kann ihn mit dieser konsequenten Haltung auch heilen.
Aber bitte nicht zu verkrampft vorgehen, immer die Leichtigkeit, die Freude im Auge behalten, immer mit Liebe und Verständnis auf den Körper einwirken!

Auch kindliche Elemente kommen in der SoWi-Therapie zum Tragen

Auch kindliche Elemente sind Sonjas Therapie absolut nicht fremd, sie sind sogar sehr willkommen. Freude, Begeisterung, Erwartung und Aufmerksamkeit, die Kinder noch häufig zeigen, sind uns Erwachsenen irgendwie abhanden gekommen und weichen bei einer schweren Erkrankung den Begriffen Pflicht, Willensanstrengung und Freudlosigkeit.
Eine eher männliche Art zu leben hatte Sonja sich immer mehr entfremdet, mit immer schwereren Behinderungen hatte sie versucht (wie viele Menschen mit zerebralen Störungen nach Ausbruch ihrer Krankheit), ihr Leben mit Kraft und Energie zu »machen«, statt es zu spüren.

Wie viele an MS Erkrankte hatte Sonja lange Zeit vergessen, das Fühlen, das eher dem Weiblichen zugeordnet wird, als Wert zu schätzen, es ernst zu nehmen,

Erst einmal eine Pause einzulegen und zu realisieren, wo das aufgetretene Problem im Körper sitzt, wäre eine viel bessere Lösung als Medikamente einzusetzen, um die eingestandenermaßen erschreckenden Symptome wegzudrücken. Sie finden, dass einfach nichts mehr einfach, alles unendlich anstrengend geworden ist? Nehmen Sie jede Hilfe an, die Sie bekommen können!

Nehmen Sie jede Hilfe an, die Sie bekommen können!

Sonja wird nicht müde, die zuständigen Institutionen darüber zu informieren, dass organisatorische Hilfen weit über den Rahmen der derzeit gültigen Pflegeversicherung und auch über den Rahmen der gemeinnützigen Vereine hinaus erforderlich sind, um von MS,

Parkinson, spastischen Lähmungen betroffenen Menschen wirkungsvoll zu helfen.
Aber der dazu erforderliche Etat ist nicht vorhanden, krank oder alt sein ist in unserer Gesellschaft nicht gut gelitten.
Wir leben in einer Zeit, in der dem Körper viel Aufmerksamkeit geschenkt wird … vorausgesetzt, dass er gesund ist! Ein wahrer Körperkult wird dann betrieben, Gesundheit alleine ist noch lange nicht genug! Fit wie ein Turnschuh muss jeder sein, jung und knackig, schlank und rank, in Studios wird der Körper auf Vordermann gebracht, im Solarium wird er gebräunt.

In unserer Zeit wird ein wahrer Körperkult betrieben

Aus den Werbespots lachen uns sehr gelenkige, unglaublich junge Großmütter entgegen, die behaupten, dass sie dritte Zähne oder Blasenschwäche hätten, wenn man wirklich krank ist, fühlt man sich allerdings häufig diskriminiert und man muss sich schon sehr um seelische Stabilität bemühen, um sich nicht unterkriegen zu lassen.
Krank zu sein erfordert nicht nur viel Geduld und viel liebevolle Zuwendung zum kranken Körper, eine totale Einstellungsveränderung ist nötig, wenn eine Störung im zentralen Nervensystem das Leben verändert.

Nutzen Sie dankbar alles, was Ihnen Ihr Leben erleichtert, zum Beispiel ein Rollstuhl ist vorübergehend ein gutes Hilfsmittel. Viele sträuben sich so lange wie irgend möglich gegen seinen Einsatz, weil sie als endgültig empfinden, was einfach als Durchgangsstation gelten könnte. Wäre diese Sichtweise nicht viel hilfreicher? Mit der Sicherheit, dass man bald wieder durchstarten wird, setzt man sich dann einfach ganz locker hinein.

Nutzen Sie alles, was Ihnen das Leben erleichtert

Wenn man ihn verordnet bekommt, ist es natürlich für die meisten ein entsetzlicher Schock und kaum einer sieht, was für ein »praktisches Möbel« er doch ist. Ihn einzusetzen wie ein Fahrrad, als Hilfsmittel, um nicht

zu Fuß gehen zu müssen, ist eine gute Einstellung ihm gegenüber.
Viele, bei denen er im Keller ein trauriges Dasein fristet, könnten jederzeit aus ihm aufstehen und gehen. Gehören Sie auch zu denjenigen, die mit letzter Kraft zu Fuß gehen, statt sich hineinzusetzen? Sehen Sie ihn als Durchgangsstation. Und benutzen Sie ihn, bis Sie ihn wirklich nicht mehr brauchen. Wenn es zu anstrengend wird, können Sie sich wieder hineinsetzen und dadurch schon jetzt dorthin gelangen, wo Sie sonst in diesem Moment nicht hinkommen würden.
Der Rollstuhl hilft Ihnen auch, die Rückenbelastung und die Ausweichbewegungen zu verringern, die das Gangbild immer verzerrter machen.

Arbeiten Sie nicht gegen Ihren Körper

Auch das kann zwar durch die SoWi-Therapie wieder verbessert werden, aber der Rückweg wird um einiges länger, wenn Sie noch jetzt gegen Ihren Körper arbeiten.

Machen Sie es wie Sonja: Solange sie im Rollstuhl geschoben wurde, hat sie sich in Gedanken dauernd das Gehen, die entsprechenden Bein und Armbewegungen dazu vorgestellt, damit hat sie völlig entspannt die entsprechenden Synapsen trainiert und konnte dann auf sie zurückgreifen, als sie wieder losmarschierte.
Lassen Sie sich also durch den Rollstuhl entlasten, auch um die sonst immer quälender werdende Spastik zu vermeiden. Schicken Sie bitte keine Impulse mehr in Ihren Körper, die von ihm nicht – noch nicht – umgesetzt werden können.

Horchen Sie in sich hinein: Was wollen Sie wieder spüren, wieder bewegen lernen?

Kümmern Sie sich bitte auch nicht zu intensiv darum, wo genau Ihre Erkrankung lokalisiert ist, welche Gehirnbereiche betroffen sind. Spüren Sie lieber in die Auswirkung hinein. Wo sitzt Ihrer körperlichen Empfin-

dung nach die Schädigung, was wollen Sie wieder spüren, was wieder bewegen lernen?
Wenn Sie bei diesem Spüren ansetzen, kommen Sie viel schneller zu einem positiven Ergebnis, als wenn Sie sich fünf Mal in die berühmte Röhre schieben lassen, um herauszufinden, an welcher und vielleicht auch noch an wie vielen anderen Stellen im Gehirn welcher Bereich geschädigt ist. Diese Form der Diagnostik führt Sie von sich weg, übergibt die Verantwortung an andere und an Apparate, die Ihnen nicht wirklich weiterhelfen können.

Entlasten Sie sich, wo immer Sie können

Konzentrieren Sie ihre Kräfte auf Entlastung, Auflockerung und Freude. Das sind die Zauberbegriffe, die Ihnen helfen werden. Alles, was Ihnen Erleichterung verschafft, ist auch deshalb sinnvoll, weil es Sie Ihrem Körper wieder näher bringt und damit eine heilende Wirkung haben kann.

Bitte machen Sie sich immer wieder klar:

Sie sind nicht schuld an Ihrer Krankheit. Es gibt vielleicht unglücklich zusammenspielende Faktoren, die Sie in eine Auseinandersetzung geführt haben, die Sie vor allem mit und gegen sich selbst ausgetragen haben.
Durch die SoWi-Therapie gelangen Sie zu einer liebevollen Einstellung zu sich selbst und Ihrem Körper gegenüber, damit ist der Kleinkrieg vorbei, der Ihr Leben erschwerte.

Mit der SoWi-Therapie beenden Sie den Kleinkrieg gegen Ihren Körper

Verantwortung übernehmen

Was tun Sie, wenn die Kfz-Werkstatt bei Ihrem Auto einen Getriebeschaden feststellt? Gas geben und weiterfahren?

Das würden Sie natürlich nicht tun, denn in diesem Fall weiß jeder, wie solch ein Ärgernis zu beheben ist: Sie lassen das Auto in der Werkstatt, den Mann im Blaumann an den Defekt heran und holen das Gefährt, nachdem er es in Ordnung gebracht hat, wieder ab. Natürlich nicht, ohne einige Euros hinzublättern.

Diagnose: unheilbar

In der Klinik dagegen haben Sie (bzw. Ihre Krankenkasse) im Verlauf Ihrer Erkrankung im Vergleich wesentlich mehr Euros gelassen, der Herr im »Weißmann« hat leider gesagt, dass man Nerven hier bedauerlicherweise nicht reparieren lassen kann, Diagnose: unheilbar.

Während die eigene Verantwortung für das Auto aufhören darf, sobald man dem Kfz-Meister den Schlüssel in die Hand gedrückt hat, beginnt für jeden Patienten mit einer Störung im zentralen Nervensystem beim Betreten einer Klinik die Zeit, in der er aufhören muss, ein geduldig Erleidender, eben ein Patient zu sein.

Geben Sie die Verantwortung für Ihren Körper nicht einfach ab

Im Falle eines schwereren Eingriffes, wenn also ein Chirurg sein Messer wetzt, wird man für die Dauer der Operation wohl wieder der Patient sein müssen, im Fall einer zerebralen Störung ist es dagegen allerhöchste Zeit, die Verantwortung für den eigenen Körper nicht so einfach abzugeben.

»Und nun schonen Sie sich, vermeiden Sie jeden Stress und sehen Sie zu, dass Ihre Beziehungen möglichst sta-

bil bleiben. Geben Sie sich nicht auf! Es wird schon nicht so schlimm kommen.«
Ganz abgesehen davon, dass der Arzt Ihnen mit diesem Satz die Verantwortung für alle Beziehungsprobleme in Ihrem Umfeld in die Schuhe geschoben hat, im Prinzip hätte er Recht. Es müsste wirklich nicht so schlimm kommen, wenn Sie mit den entsprechenden »Werkzeugen« ausgestattet die Klinik hätten verlassen können. Aber da fehlt es noch himmelweit.

MS-Kranke übernehmen in Beziehungen oft zu viel Verantwortung

Wenn eine Körperfunktion bereits so sehr ausfällt, dass ein Arzt oder ein Krankenhaus aufgesucht wird, dann hat sich schon so viel »verhärtet«, so viel angestaut – häufig unbemerkt von einem selbst und anderen –, dass es genauen Hinschauens und intensiver Arbeit bedarf, um den eigentlichen Problemen auf die Spur zu kommen. Meist findet man heraus, dass man »in Beziehungen« (privat und beruflich) viel zu viel Verantwortung übernommen hat, sich viel zu wenig abgegrenzt und zu viel hingenommen hat.

Wenn in der SoWi-Therapie empfohlen wird, zum eigenen Körper zurückzufinden, dann ist damit natürlich auch die Wiederentdeckung der gesamten Person gemeint.

Stellen Sie sich selbst in den Mittelpunkt Ihres Interesses

Ein Mensch mit Problemen im zerebralen Bereich tut gut daran, sich als Person wirklich in den Mittelpunkt seines Interesses zu stellen. Die Aufgabe lautet: sich selber finden, sich selber wieder spüren lernen; für sich selbst verantwortlich werden, erkennen, dass der Körper eine Einheit mit der Person bildet, die in ihm wohnt. Die Verbindung zwischen Körper und Seele ist gestört, wenn eine Lähmung das Leben durcheinander bringt. Die Verbindung zwischen Geist, Körper und Seele wieder zu festigen ist das Hauptanliegen der SoWi-Therapie.

Bitte machen Sie sich immer wieder klar:

Suchen Sie nicht alle Schuld bei sich

Wenn Sie sich mit den seelischen Hintergründen Ihrer Erkrankung beschäftigen, darf das nicht bedeuten, dass Sie nun alle Schuld bei sich suchen. Gehen Sie getrost davon aus, dass Ihr Selbstwertgefühl ohnehin nicht stabil ist. Holen Sie sich bitte fundierte Hilfe, zum Beispiel in Form einer Psychotherapie, wenn Sie alleine nicht weiterkommen. Sehr oft ist der Zugang zu den seelischen Wurzeln einer Erkrankung verschüttet, denn es gehen ihr ja oft Jahre des Rückzuges aus dem Leben voraus.

Wann haben Sie das letzte Mal ihr Seelengärtchen bestellt?

Wenn der Kirschbaum im Garten zu vertrocknen droht, dann ist man gut beraten zu schauen, wer einem da das Wasser abgräbt. Wenn man umgehend veranlasst, dass der ursprüngliche und natürliche Fluss wiederhergestellt wird, kann man die Katastrophe noch verhindern.

Natürlich könnte man sich auch dazu entschließen, täglich zehn schwere Gießkannen zum Kirschbaum zu schleppen – und ein Mensch mit MS wird sich so und nicht anders entscheiden. Zehn Kannen voller Wasser durch einen möglicherweise auch noch großen Garten zu schleppen ist schwer für einen gelähmten Menschen. Sie sind aber trotzdem viel zu wenig, um den Kirschbaum wieder zur vollen Blüte zu bringen. Wir haben ihn mit viel zu wenig Wasser versorgt! Traurig sehen wir jeden Tag das kümmernde Bäumchen, während in den anderen Gärten die weißen Kirschblüten nahezu aufdringlich leuchten.

MS-Kranke neigen dazu, sich zu überfordern

Ein Mensch mit MS überfordert sich ständig selber und hat Probleme, die Dinge zu benennen, die ihm schaden. Er hat – selbst wenn er im Recht ist – entsetzliche Angst, sich zu behaupten, etwas einzufordern, sich unbeliebt und damit auch ungeliebt zu machen. Genau das macht ihn krank und es macht ihn einsam. So paradox es ist, gerade diese Einsamkeit, die er durch sein Verhalten unbedingt vermeiden wollte, holt ihn auf dem Umweg über die Krankheit dann doch ein.

Auch die Angst, sich zu behaupten, kann krank machen

Die Herausforderungen bei MS liegen nicht primär im körperlichen Bereich; wieder gesund zu werden be-

Innere Harmonie ist das Ziel

deutet, Körper und Seele wieder zusammenzubringen. Dann wird die innere Zerrissenheit durch eine Harmonie ersetzt, die von innen kommt.

Wie sieht es nun mit Ihren »Gießkannen« aus? Machen Sie sich eine Liste und finden Sie heraus, wer oder was die »Gießkannen« Ihres Lebens sind! Womit belasten Sie sich völlig unnötig, vielleicht gewohnheitsmäßig seit Jahren? Wem könnten Sie das Schleppen dieser Last übergeben? Ist es überhaupt notwendig, dass irgendjemand dieses Päckchen irgendwohin transportiert? Wenn Sie sich das nächste Mal dabei ertappen, wie Sie diese Last schon wieder schultern wollen, sagen Sie zu ihr: Du bist erkannt, du Gießkanne! Nein, ich werde dich nicht schleppen!

»Gießkannen« rechtzeitig erkennen

Sagen Sie sich bitte nichts Negatives, verurteilen Sie sich nicht deswegen. Du bist erkannt, du Gießkanne, ist auch deshalb ein hilfreicher Spruch, weil man mit einem solchen Blödsinn nicht aggressiv gegen sich werden kann.

Bitte machen Sie sich immer wieder klar:

Es sind große Belastungen, denen Sie sich aussetzen, wenn Sie sich selbst nicht wichtig nehmen. Spüren Sie Ihren Körper und Ihre Seele! Wenn Sie dies konzentriert tun, ist Ihre Aufmerksamkeit dort, wo sie Ihnen hilfreich sein kann. Ziehen Sie Ihre Aufmerksamkeit von allen Dingen ab, die Sie nicht direkt betreffen. Sie können nur gesund werden, wenn Sie immer wieder ganz bei sich sind!

6.
Grundlegendes zur SoWi-Therapie

Räumliche Orientierung

Räumliche Orientierung steht bei vielen zerebralen Störungen im Zentrum der Therapie

Räumliche Orientierung steht bei vielen zerebralen Störungen im Zentrum der Therapie, weil sie im Alltagsleben so wichtig ist und ständig gebraucht wird. Die komplexe Fähigkeit zur räumlichen Orientierung entsteht durch das Zusammenspiel unterschiedlicher sinnlicher Wahrnehmungen. Das Sehen, der Gleichgewichtssinn, das Lageempfinden, das körperbezogene Fühlen und die Koordination sind daran beteiligt. Sie ermöglichen so einfache Dinge wie z.B. ein Buch vom Regal zu nehmen, durch eine Türe zu gehen, ohne den Türpfosten dabei anzurempeln, einen Löffel zum Mund zu führen, also jede Art von zielgerichteter Motorik.

Viele Gleichgewichtsübungen lassen sich gut ins tägliche Leben integrieren

Sehr viele der Übungen, die erforderlich sind, um wieder ins Gleichgewicht zu kommen, lassen sich gut ins tägliche Leben integrieren. Beispielsweise veranlasst Sonja Menschen mit Parkinson, Multipler Sklerose oder Schlaganfall – auch wenn sie offensichtlich noch keine großen körperlichen Behinderungen haben –, sich im Raum zu orientieren. Sie werden aufgefordert, sich die Begriffe links, rechts, oben und unten – auf den eigenen Körper bezogen – immer wieder zu vergegenwärtigen, so als wäre dies alles Neuland für sie. Die vorhandenen Symptome, wie z.B. Schwindel und Gangunsicherheit weisen nämlich darauf hin, dass dieser Sinn bereits gestört ist

Eine räumliche Orientierung sollte jeder Kranke in jeder Situation und Lage einfach blitzschnell immer wieder durchführen. Sie könnte z.B. Folgendes beinhalten:

Ein Zimmer betreten, in alle vier Ecken sehen, die Einrichtung wirklich wahrnehmen, die Abstände realisieren, die man zu den einzelnen Gegenständen hat. Was ist über mir, wie weit weg ist es, könnte ich es erreichen? Man kann einen langen Gang entlanggehen und mit den ausgestreckten Fingern an der Wand entlang streichen, man kann von einer Seite auf die andere gehen und sich die Abstände mit den eigenen Augen, den eigenen Sinnen dabei erschließen.
Ich kann vor einem Schrank stehen und ihn nicht wahrnehmen, ich kann ihn aber auch abschätzen: Ist er höher als ich, um wie viel höher ist er? Ist er breiter, als ich meine Arme ausbreiten kann?
Man kann unendlich viele Gegenstände des täglichen Lebens am eigenen Körper messen, es ist nichts anderes, als was kleine Kinder tun, nichts anderes als das, was Sonja tat, um wieder gesund zu werden.

Bei Gleichgewichtsstörungen muss nach Piaget eine frühe Entwicklungsphase neu gelernt werden

Wenn man die sensomotorische Entwicklung nach Piaget heranzieht, dann müsste im Fall Gleichgewichtsstörungen eine Phase aus der sehr frühen Entwicklung »nachgelernt«, wiederholt und neu eingeübt werden. Möglicherweise ist an der Stelle im Gehirn, die der räumlichen Orientierung dient und deren Nervenverbindungen sehr früh angelegt wurden, eine Störung aufgetreten und hat das einmal Erlernte geschädigt.
Erst wenn diese Stelle durch intensive Wahrnehmung und gezielte Beschäftigung mit ihr repariert worden ist, können Unsicherheiten und Schwindel wieder verschwinden. Dann kann man sein Haus weiterbauen, d.h. an seiner Gesundung weiterarbeiten und weitere Funktionsstörungen zu beheben versuchen.

Bitte machen Sie sich immer wieder klar:

Eine Schädigung im zentralen Nervensystem, die irgendeine Unsicherheit oder einen Schwindel auslöst, muss zuallererst behoben werden. Verständlicherweise ist dies oft schwer zu vermitteln, denn Erkrankte brennen ja darauf, in die Bewegung zu gehen.
Beginnen Sie Ihre Sanierungsarbeit immer mit der räumlichen Orientierung, diesem Grundbaustein im Parterre, wenn Sie darauf aufbauend ein »Stockwerk« in größerer Höhe in Ordnung bringen wollen.

Der erste Schritt ist immer die räumliche Orientierung

Eine Schädigung könnte zum Beispiel den Ort (im Gehirn) betreffen, in dem Nervenverknüpfungen stattfinden, wenn ein Kind die ersten Drehungen ausführt. Bei diesen Drehungen wird oben ganz plötzlich zu unten, vorne wird zu hinten, links zu rechts. Diese Veränderung der Lage, die ein Kind mit allen Sinnen immer wieder herbeiführt und damit einübt, schult die Synapsen und verhindert, dass Schwindel unsere Bewegungen einschränkt.

Kaum jemand wird einen Säugling einen halben Meter in die Höhe werfen – ein zweijähriges Kind genießt dies jedoch mit freudigem Lachen, denn sein Gleichgewichtsempfinden ist bereits relativ voll entwickelt.

Ein Gesunder »übt« seine Synapsen im alltäglichen Leben rund um die Uhr. Nervennetze geraten im Laufe eines Arbeitstages bei jeder noch so kleinen Aktion tausendfach in Schwingung, das Synapsentraining ist dabei umfassend.

Ein Gesunder »übt« seine Synapsen im alltäglichen Leben rund um die Uhr

Ein Kranker hat dazu vielleicht schon seit Jahren keine Gelegenheit mehr gehabt, seine Synapsen geraten immer mehr »aus der Übung«.

Jetzt kann er sich das Rüstzeug fürs Synapsentraining – fern der alltäglichen Praxis – auf andere Art und Weise neu erarbeiten. Die SoWi-Therapie bietet ihm unendlich viele Ansatzpunkte dafür, denn jede Bewegungsvorstellung ist für das Synapsentraining so wirkungsvoll wie eine tatsächliche Bewegung.

Die SoWi-Therapie bietet Rüstzeug für das Synapsentraining

Wenn ein Erkankter wollte, dann könnte er in der Vorstellung so komplexe Dinge ausführen wie andere in der Realität: Mit einem anderen sprechen, dabei im

Vorbeigehen drei Bücher aus dem Regal angeln, mit dem Ellenbogen die Zimmertüre öffnen, im Vorbeigehen auch noch das Telefon abnehmen und die Tür mit einem Bein wieder zudrücken. Ein Gesunder kann das und tut solche Dinge permanent; er übt dabei viele Gelenkigkeits- und Gleichgewichts-Synapsen und bleibt in Übung.

Was nicht trainiert wird, verkümmert mit der Zeit

Ein Seiltänzer übt ganz andere Synapsen als ein Fliesenleger, aber auch der Fliesenleger hat in seinem Alltag weit mehr Gelegenheit dafür als ein MS-Kranker. Was nicht geübt wird, verkümmert immer mehr, schließlich werden sogar parallel dazu andere Synapsen abgebaut.

In der SoWi-Therapie wird sehr viel Augenmerk auf die Schulung des Gleichgewichtes, der Koordination und der Sinneswahrnehmungen gelegt. Fließende Bewegungen, wie Sonja sie wieder erlernt hat, sind erst dann wieder möglich, wenn sich der Gleichgewichtssinn als Grundbaustein der SoWi-Therapie stabilisiert hat.

In der Therapie wird zunächst die Lage der einzelnen Körperteile benannt

In der Therapie ist häufig die Rede von Körperzonen, also von rechts und links, vorne und hinten, oben und unten. Die Hände und Füße werden entsprechend ihrer Lage benannt. Handflächen nach oben, Handflächen nach unten, beides löst eine Drehung der Handgelenke aus, die immer mitwahrgenommen werden muss. Hineinspüren in den Körper ist alles.

»Kopf oben« oder »Ferse hinten« sind gerade bei Schwindel wichtige Aussagen, die manchem Übenden zunächst ein wenig seltsam vorkommen. Immer wieder heißt es: »Kopf oben« und »Füße Boden«.

»Ja, wo denn sonst?«, wird da schon mal ein wenig verwundert gefragt, denn einfache Dinge sind uns ja meist ziemlich suspekt.

Beim Liegen ist plötzlich der Bauch oben und nicht mehr vorne, der Rücken ist nicht mehr hinten, sondern unten. Und beim Sitzen ist der Rücken dann wieder hinten. Es sind nicht die Begriffe vorne, hinten, oben und unten, die bei dieser Art von Zurückeroberung des Gleichgewichtssinnes eingeübt werden – es ist das Gefühl für oben bzw. unten, das dadurch geschult wird.

Das Gefühl für oben, unten, links und rechts wird geschult

Hier muss auch noch ein weiterer Begriff eingeführt werden, der einem Gesunden ebenso unspektakulär erscheinen mag: die Körpermitte. Unser Körper zerfällt nicht in rechts und links, die Mitte muss ja auch mitgenommen werden, wenn wir irgendwo hingehen wollen.

In die »Mitte« kommen

Die Mitte ist zwischen der rechten und der linken Körperhälfte, sie anzusprechen führt dazu, dass wir wieder »in unsere Mitte« kommen. Wir lernen wieder beide Seiten gleich deutlich zu fühlen, denn über die Mitte hinweg geht es zur rechten bzw. linken Seite; das Pendeln um die Mitte spricht nicht nur den gesamten Körper, mit all seinen Muskeln und Sinneswahrnehmungen an, es bringt auch alle entsprechenden Nervennetze in Schwingung.

Wer eine Störung im zerebralen Bereich hat, ist völlig irritiert, wenn plötzlich nachts im Treppenhaus das Licht erlischt. Er spürt die Begriffe oben, unten, rechts oder links erst wieder, wenn er sie neu erlernt.

Sicherlich sind dies Einzelheiten, die einem Gesunden wenig bedeutungsvoll zu sein scheinen, sie dienen jedoch der Orientierung im Raum und sind deshalb wesentlicher Bestandteil der SoWi-Therapie.

Kranke finden diese genauen Lagebeschreibungen nur so lange übertrieben, bis man sie fragt: »Wann hast du denn das letzte Mal im Vorbeigehen eine Türe mit dem Fuß zugedrückt, dabei ein Tablett mit fünf Gläsern getragen und …«

Dann wird Ihnen es ziemlich schnell klar, weshalb dieser Baustein der SoWi-Therapie nötig ist …

Machen Sie sich immer klar, wo im Raum Sie sich gerade befinden

Bitte machen Sie sich immer wieder klar:

Die räumliche Orientierung ist der Grundbaustein der SoWi-Therapie. Machen Sie sich möglichst jederzeit klar, wo genau im Raum Sie sich befinden. Das verschafft Ihnen Sicherheit und ermöglicht Ihnen weitere gesundheitliche Fortschritte.

Lernen wie die Kinder?

Darf man die Situation eines erkrankten Erwachsenen wirklich mit der eines Säuglings vergleichen? Sicher nicht im Verhältnis 1 : 1.

Erwachsene werden eine etwas andere Lernhaltung einnehmen, sobald das Spüren des Körpers wieder möglich bzw. intensiver geworden ist.

Den Körper richtig »ansprechen«

Wenn die Verknüpfungen der Nervenzellen in den Bereichen Gleichgewicht, räumliche Orientierung und Koordination bedeutend zahlreicher geworden sind – wobei dies bei schweren Lähmungen ein langer Prozess sein kann –, ist es wichtig, die Methode »für Fortgeschrittene« zu benutzen. Sonja nennt dies: den Körper richtig ansprechen. Mit diesem richtigen Ansprechen des Körpers (ich komme noch mehrfach darauf zurück) beginnt eine erfreuliche Zusammenarbeit anstelle des bisher frustrierenden Kampfes gegen den Körper.

Ein Säugling lernt alles ausschließlich über sein Spüren, wobei Freude, Erwartung und Neugierde auf eine Bewegung sehr wichtig sind. Ein kleines Kind kann an seinem Körper noch nichts benennen, aber Erwachsene können dies, und mit dem Ansprechen bestimmter Körperteile ist der Zielort bereits klar angegeben.

Erwachsene lernen anders als Säuglinge

Während also das Baby nur über das Spüren und ohne jedes intellektuelle Wissen über den Körper in seiner Mini-Welt die Verbindungen zwischen den einzelnen Körperteilen »knüpft«, sich also, bildlich gesprochen, erst einmal »verkabelt«, können und müssen Erwachsene anders dafür sorgen, dass die Zusammenarbeit ihrer Körperteile (wieder) funktioniert.

Vielleicht würde es ja bei einer ganz leichten Störung im zerebralen Bereich genügen, sich für die Heilung die Zeit zu geben, die ein Baby bis zum Gehenlernen braucht. Beginnen wir mit den ersten Lebenstagen: Die Füße eines Säuglings können einander unter der Bettdecke besuchen, sich aneinander reiben, die Temperatur wahrnehmen, die Struktur der Zudecke und ihr Gewicht erspüren.

Ein Schwerkranker mit MS dagegen wird so gelagert, dass sich überhaupt keine Körperteile berühren, weil alles überempfindlich reagiert.
Wir können nicht mehr mit den Füßen in der Luft strampeln, unsere Zehen einzeln bewegen und so auch nicht die erforderlichen Verbindungen unter Zuhilfenahme des Tastsinnes, der Augen (bei Babys oft noch des Mundes) knüpfen.

Die gestörten Körperteile wieder wahrzunehmen, ist der erste große Schritt

Sobald es einem an einer zerebralen Störung leidenden Kranken gelungen ist, die sensible Wahrnehmung wieder in die gestörten oder sogar gelähmten Körperteile zu richten, ist der erste große Schritt getan.
Man ist meist schon erfolgreich, wenn man die Körperteile in Gedanken benennt. Natürlich wäre es gut, den linken Fuß dabei anzusehen, ihn zu berühren oder zu streicheln.

Das gedankliche Benennen des linken Fußes ruft schon eine Reaktion seiner Nervennetze hervor

»Linker Fuß« – diese Aussage ruft immer eine Reaktion aller Nervennetze des linken Fußes hervor, diese Reaktion wieder wahrzunehmen muss allerdings erlernt werden. Im Anschluss daran kann man zu gezielten Bewegungsvorstellungen übergehen.
»Den linken Fuß abrollen« wäre eine die Bewegung bestimmende Aussage, »Von der Ferse bis zu den Zehen abrollen« wäre die nächste.
Das ist eine Bewegungsfolge, die man auch im Sitzen sehr gut einüben kann. Immer und immer wieder.

Aber man muss vorher immer und immer wieder den Gedanken zur Bewegung »setzen«, lange bevor man dann den Fuß wirklich in Bewegung setzt. Achten Sie darauf, dass Ihre Vorstellung so flüssig wie möglich abläuft. Die Bewegung wird erst in der Realität funktionieren, wenn sie in Ihrer Vorstellung nicht mehr auf Schwierigkeiten stößt.

Erst wenn die Bewegung in Gedanken reibungslos abläuft, kann sie in der Realität funktionieren

Bitte machen Sie sich immer wieder klar:

Sie können sich nur der Nervenleitungen bedienen, die Sie beim Spüren und Ansprechen des Körpers »repariert« haben. Dies ist immer der erste Schritt, so sehr Sie auch darauf brennen, jetzt endlich wieder aktiv zu werden.
Spüren Sie also sich und einzelne Körperteile in jeder Situation, in jeder Lage. So kehren Sie Schritt für Schritt in Ihren Körper zurück, können selbstbestimmte Beweglichkeit neu entdecken.

Die gelähmte Hand – ein Therapiebeispiel

Nehmen wir einmal an, dass es hier um eine linke gelähmte Hand geht, die wieder erreicht werden soll. Sie ahnen es schon – zunächst ist es nur wichtig, sie spürend zu suchen. Im letzten Abschnitt des Buches werden Sie auf weitere Einzelheiten stoßen, hier soll jetzt nur das Prinzip der Therapie erläutert werden.

Zunächst wird die gelähmte Hand angesprochen

Zunächst sagen Sie nun immer wieder ganz entspannt: »Meine linke Hand.« Ihr Gehirn weiß, wo sich Ihre linke Hand befindet, es wird die Verbindung herstellen. Schauen Sie dabei Ihre Hand an. Stellen Sie sich immer wieder vor – auch bei alltäglichen Situationen –, dass und wie Ihre linke Hand wieder reagieren wird, versuchen Sie, sie möglichst intensiv zu spüren.
Nehmen Sie, wenn nötig und möglich, die andere Hand zu Hilfe, befühlen Sie die Unterlage, auf der Ihre linke Hand ruht.
Spüren Sie, so gut es Ihnen möglich ist, lassen Sie sich viel Zeit dabei, der Wille, etwas zu tun, ist völlig ausgeschaltet.

Auch wenn Sie erstmal nichts spüren, geben Sie nicht auf

Sollten Sie gar nichts spüren, geben Sie nicht auf. Rufen Sie Ihre Hand, immer und immer wieder, sie wird sich melden.
Liegt Ihre Hand auf einer Unterlage? Betrachten Sie Ihre Finger, sind sie gestreckt, gekrümmt? Können Sie dies ein klein wenig verändern, also mehr strecken oder krümmen? Ist die Unterlage weich oder hart, glatt oder rau?
Wenn Sie es nicht spüren können, lassen Sie die andere Hand zu Hilfe kommen und binden Sie Ihren Ver-

stand mit ein; er weiß – und Ihre Augen sehen es –, dass eine Tischplatte glatt und kühl ist, oder eben warm und ein wenig rau, wenn es sich z.B. um einen Tisch aus Naturholz handelt.

Beziehen Sie auch den Arm und die Gelenke mit ein

Nehmen Sie dann auch Ihren Arm und die angrenzenden Gelenke wahr. Ist der Ellenbogen gestreckt oder gebeugt, liegt der Arm vor oder neben Ihrem Körper? Spüren Sie sein Gewicht, ist er schwer?
Spüren Sie, wie Ihre andere Hand ihn berührt? Beziehen Sie möglichst viele Sinne bei Ihrer Bestandsaufnahme mit ein. Wie reagiert Ihre Haut, wenn Sie mit der anderen Hand darüber streichen? Ist ein Geräusch zu hören?
Sie sehen, dass es allein in Bezug auf Ihre Hand unheimlich viel zu erforschen gibt.

Das Gehirn ist kein lebloser, lernunwilliger Klumpen!

Alles, was sie jetzt tun, nimmt Ihr Gehirn – auf diese Hand bezogen – in sich auf, denn es ist kein lebloser und lernunwilliger Klumpen.
Ihr Gehirn hat irgendwo auf dem Weg zum Zielorgan Hand an irgendeiner Stelle ein Problem, Impulse zu übermitteln.
Es wird lernen, diese Stelle zu umfließen, sozusagen den Umleitungsschildern so lange zu folgen, bis es wieder auf eine Hauptstraße – eine intakte Nervenleitung – stößt, auf der die Impulse weitergeleitet werden können. Ihre liebevolle Beschäftigung mit Ihrer Hand wird ihm den Weg weisen!
Und es wird dieses umso schneller lernen, je mehr Sinne dabei mithelfen und je mehr diesbezügliche Informationen von Ihnen ins Gehirn gesendet werden.
Also, denken Sie hin zu dem Körperteil, mit dem Sie arbeiten wollen, bilden Sie bei jedem dieser Gedanken, bei jedem Hinspüren eine neues dünnes Drähtchen für die erneute Nervenverknüpfung! Viele dünne Drähtchen ergeben irgendwann einen Draht und irgendwann ein stabiles Kabel.

Bitte machen Sie sich immer wieder klar:

Jedes Spüren, jeder intensive Gedanke, jede liebevolle Aufmerksamkeit, die sich auf den geschädigten Körper oder einen seiner Teile richtet, fügt ein dünnes Drähtchen der neuen Nervenleitung zu, die Sie erschaffen wollen.
Binden Sie alle Ihre Sinne mit ein, wenn eine Hand den gestörten Körperteil berührt, während Sie ihn rufen. Je mehr Nervennetze angesprochen werden, desto fester wird die ehemals gestörte Bewegung verankert.

Ein Mal ist kein Mal

Immer wieder müssen Sie den geschädigten Körperteil – in diesem Fall die linke Hand – rufen. Ein Mal ist kein Mal, auch zwei Mal ist ganz entschieden zu wenig. Wiederholen Sie sich, immer und immer wieder, mit möglichst viel liebevoller persönlicher Anteilnahme. Ihre Hand ist nicht bescheuert, sie ist nicht dämlich und sie ist auch nichts noch Schlimmeres. Hier ist der Punkt, an dem Sie beginnen müssen, die Gedanken zu kontrollieren, die Sie in Bezug auf Ihre linke Hand haben.

Häufiges Wiederholen ist wichtig

Sie wollen einen Weg finden, sie wieder zu erreichen, und es ist hier wie überall in menschlichen Beziehungen – der Ton macht die Musik. Stellen Sie sich getrost vor, dass Ihre Hand genau hört, wie Sie über sie denken.

Stellen Sie sich vor, dass Ihre Hand genau spürt, wie Sie von ihr denken

Die liebevolle Ansprache ist die Leitung, über die Ihre Anweisungen ankommen werden, jede Form der Kritik, der Ablehnung und der Abwehr wird gleichfalls ankommen. Vergessen Sie nicht: Ihre Hand ist krank und sie braucht Ihre mentale Unterstützung.

Schicken Sie ihr zunächst noch keine Aufträge, schicken Sie ihr einfach Ihre Wahrnehmung und setzen Sie alle Sinne dafür ein.

Der Gedanke an Ihre Hand geht von Ihrem Gehirn aus und über Ihre Empfindung wiederum erhält das Gehirn eine Rückmeldung.

Eine selbstbestimmte Bewegung neu zu erlernen setzt auch voraus, dass Sie die Möglichkeiten Ihres Körpers realistisch einschätzen. Einem gelähmten Körper den

Erwarten Sie nicht zu viel auf einmal

Auftrag zu erteilen, er möge das Matterhorn ersteigen, und zwar schleunigst, zeugt von wenig Einfühlungsvermögen und wird so nicht zum Ziel führen. Von einer gelähmten Hand aus dem Stegreif eine Etüde am Klavier zu erwarten, ist ähnlich unrealistisch. Verschieben Sie beide Wünsche also auf ein andermal.

Was ist nun der nächste Schritt, wenn Sie Ihre Hand immer besser spüren? Stellen Sie sich dann ganz klar eine zunächst kleine Bewegung oder auch Funktion vor. Wiederholen Sie diesen Gedanken mehrfach. Atmen Sie dabei ruhig, seien Sie völlig entspannt, nehmen Sie sich alle Zeit der Welt; Sie sind nicht nur auf dem richtigen Weg, Sie sind schon fast am Ziel!
Z.B. »Linken Daumen heben« wäre jetzt die richtige Bestimmung.
Ihre Bewegungsvorstellung muss ganz deutlich Ihrem linken Daumen gelten, um ihn dazu zu motivieren, sich ein Stück von der Unterlage zu heben.
Stellen Sie sich nun mehrfach vor, wie sich Ihr Daumen von der Unterlage abhebt. Sehen Sie es bitte ganz klar vor sich!

Beginnen Sie mit einer einfachen Bewegung

Beginnen Sie nicht mit dem Ringfinger, ihn einzeln zu heben ist auch für Klavierspieler nicht ganz einfach. Und dann wiederholen Sie Ihre Vorstellung, immer wieder – allerdings immer mit Entspannungspausen zwischen den einzelnen Sequenzen. Drücken Sie Ihre Hand fest auf die Unterlage, dann heben sich die Finger leichter.
Pausen einzuhalten ist sehr wichtig, sie müssen unbedingt auch in Ihrem Kopf stattfinden, nicht bloß im Finger. Denn immer die gleiche Aufforderung an die Hand zu richten, erzeugt Impulse, einem Maschinenpistolengewitter vergleichbar, und Ihr »System« ist ja sowieso schon völlig überlastet! Und Druck erzeugt Spastik, und auch das wollen Sie sicher nicht. Nichts kann und darf in dieser Phase über den Willen erzwungen wer-

den, Ihre Willenskraft behebt kein Problem, bei Lähmungen und Spastik ist sie das Problem!
Immer wieder in aller Ruhe die reine Vorstellung wiederholen, ruhig atmen, bis Ihre Anweisung vom Gehirn ausgehend über die jetzt durch Ihre Bewegungsvorstellungen angeregten Nerven an Ihre Hand weitergegeben ist.

Versuchen Sie es nicht mit reiner Willenskraft

Über ein neues Empfinden werden die neuen Bewegungen umgesetzt, der »Erfolg« wird ans Gehirn zurückgemeldet und damit ist der Anfang gemacht.
Diese erste selbstbestimmte Bewegung wurde möglich weil Sie den Weg zu Ihrer linken Hand neu gebahnt haben. Als Erstes war Ihr Spüren da, dann die genaue Anweisung – ohne Ihr Spüren zu Beginn wäre die Bewegung nicht möglich gewesen.

Bitte machen Sie sich immer wieder klar:

Im Kapitel Entwicklungspsychologie haben Sie erfahren, wie häufig ein kleines Kind seine wenigen Synapsen anspricht, indem es kleinste Bewegungen ständig wiederholt und variiert. Im Kapitel über die schulmedizinische Seite erfuhren Sie, dass eine Synapse auch durch die reine Vorstellung einer Bewegung trainiert wird.
Sie haben nun also auch das theoretische Rüstzeug in der Hand, um wieder Einfluss auf Ihren Körper zu nehmen und damit etwas für ihn und für sich selber zu tun. Ihre Nervennetze reagieren auf jede einzelne Ihrer Vorstellungen. Ihr Körper reagiert auf all Ihre Gedanken – stellen Sie sicher, dass Sie an Gesundheit und an eine Verbesserung Ihrer Situation denken.
Sie können Einfluss nehmen, tun Sie es!

Sie können Ihren Körper beeinflussen

7. Die Körperschule wird zur Lebensschule

Die Körperhaltung

Die Haltung ist für Kranke besonders wichtig

Sonjas wichtigstes Anliegen ist es, Körper und Seele wieder zu vereinen. Ihre erste, ganz praktische Anregung gilt deswegen der Körperhaltung. Diese ist grundsätzlich für alle wichtig, die sich stark und in sich selbst ruhend fühlen wollen. Das Folgende ist auch für Gesunde ein guter Rat, um selbstsicherer zu werden, für Kranke jedoch von ungleich größerer Bedeutung.

Diese Übung empfiehlt sich ganz besonders für MS- und Parkinson-Patienten, weil diese im fortgeschrittenen Stadium oft sehr in sich zusammengesunken dasitzen.

Klopfen Sie auf Ihren Ich-Punkt

Nun geht es los: Klopfen Sie einige Male auf den so genannten Ich-Punkt (s. Abb. S. 159) auf Ihrem Brustbein. Darunter liegt die Thymusdrüse, die bei Kindern und Jugendlichen noch sehr aktiv ist, weil sie für die Reifung der Persönlichkeit zuständig ist. Später verkümmert sie und hat scheinbar keine Funktion mehr.

Die Thymusdrüse kann jedoch wieder aktiviert werden, Sie werden das sofort spüren: Schon während Sie darauf klopfen, richtet sich Ihr Körper ganz automatisch auf. Aufgerichtet haben Sie einen völlig anderen Blick auf diese Welt, eine andere Einstellung zu ihr und zu Ihnen selbst in ihr.

Hier überschneidet sich die körperliche mit der seelischen Ebene noch einmal ganz deutlich. Niemand kann seinen Körper fühlen wollen und dabei das Fühlen im seelischen Bereich unterlassen.

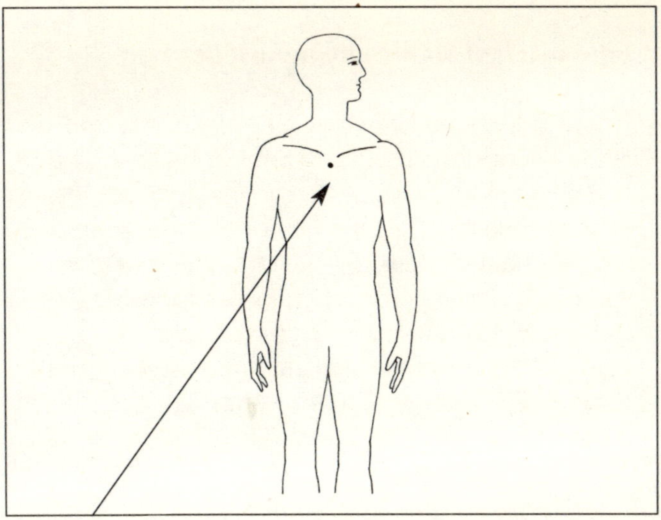

Der Ich-Punkt

Lassen Sie in dieser aufrechten Haltung nun Ihre Augen schweifen, schauen Sie sich intensiv um und nehmen Sie den Raum wahr, in dem Sie sich befinden, allein oder mit anderen.
Klopfen Sie auf Ihren Ich-Punkt und denken Sie, indem Sie sich beim Namen nennen: »Ich, ..., bin hier.«

Aufrecht sagt es sich leichter: »Ich auch.«

In dieser aufrechten Körperhaltung sagt es sich leichter, »Ich auch« – was Sonja als wichtigstes Ziel für alle Kranken erkannt hat: Ich bin auch wichtig.
Sonja ist rücksichtsvoll und bescheiden. Sie käme nie auf den Gedanken, egoistisch nur sich selbst und ihre eigenen Ziele in den Mittelpunkt zu stellen. Sie meint damit genau das, was sie sagt: »Ich auch.«
Nicht nur ich und sonst keiner. Aber ich auch.
Ich bin auch wichtig, ich nehme nicht nur die Wünsche von anderen, sondern auch meine eigenen Wünsche ernst.

Bitte machen Sie sich immer wieder klar:

Stellen Sie sich auf Ihren Körper ein

Es ist wichtig, die Einheit von Körper, Geist und Seele wieder herzustellen. Dafür ist es unabdingbar, dass Sie Ihre eigene Person ins Zentrum Ihres Lebens stellen. Eine ganz hervorragende Voraussetzung dafür ist, dass Sie sich in jeder Situation spüren. Beschäftigen Sie sich in der nächsten Zeit viel mit Ihrem Körper!
Je ausschließlicher Sie sich auf ihn einstellen, desto schneller besiegen Sie Ihre Angst vor der Zukunft.

Erleben Sie, dass Sie leben

Experimentieren Sie zunächst ein wenig mit Ihrer Körperhaltung. Lassen Sie sich zusammensinken und spüren Sie dabei in sich hinein. Spüren Sie, wie defensiv Ihre Gedankenstrukturen dabei werden? Spüren Sie selbst, wie diese Haltung dem gefürchteten Selbstmitleid Tür und Tor öffnet!

Wer in sich zusammensinkt, wird leicht defensiv

Klopfen Sie sich aufs Brustbein, richten Sie sich auf, sagen Sie: »Ich, ..., auch.« Fühlen Sie, wie sich Ihr Gesamtbefinden schon dadurch verändert. Und versorgen Sie sich mit diesem positiven Schub sooft Sie wollen und können, alles ist hilfreich, was Sie in Ihrem seelischen Wachstum unterstützen und stabilisieren kann.

Jeder ehrlich empfundene positive Gedanke hat einen wunderbaren und sehr wohltuenden Einfluss auf Ihr Immunsystem, auf Körper und Seele. Wie schon gesagt, finden weder Sonja noch ich das stereotype »Positive Denken«, das Herunterbeten so genannter Affirmationen, sehr sinnvoll. Probieren Sie es einfach selbst aus – wenn Sie finden, dass es Ihnen gut tut und irgendwie hilft, dann tun Sie es ruhig.

Positive Gedanken haben wohltuenden Einfluss auf Körper und Seele

Ihr ganz spezielles, individuelles Leben werden Sie damit jedoch nicht so gut erleben können. Gehen Sie dafür ganz hellwach nach innen, ganz in den momentanen Augenblick hinein, lassen Sie alle Überlegungen, ob sie Ihre Zukunft oder Ihre Vergangenheit betreffen, beiseite. Spüren Sie Ihre Atmung, spüren Sie sich, wie Sie sich aufrichten und aufgerichtet sitzen können. Machen Sie sich bewusst, dass Sie sich mit einer Einatmung aufrichten, und kombinieren Sie künftig den Beginn jeder Anstrengung mit einer Einatmung, jedes Nachlassen, jedes Absetzen einer Last mit einer Ausatmung.

Prägen Sie sich bei dieser Gelegenheit ein, wie es sich anfühlt, aufrecht zu sitzen. Wo spüren Sie das Gewicht Ihres Körpers? Auf Ihrer Sitzfläche? Wie stehen Ihre Füße?

Experimentieren Sie

Experimentieren Sie mit der Gewichtsverlagerung; wenn Sie sich weiter nach hinten lehnen, wie reagieren Ihre Bauchmuskeln, wie die Beinmuskulatur? Wie lange können Sie so aufgerichtet sitzen, wann sinken Sie wieder in sich zusammen? Haben Sie eventuell die Tendenz, ein wenig mehr zu einer Seite zu kippen?

Es sind viele kleine Dinge, die bei einer zerebralen Störung verloren gehen, viele der sonst in Fleisch und Blut übergegangenen Mechanismen müssen wieder erlernt werden.

Ein traumhafter Einstieg in die SoWi-Therapie

Machen Sie es sich leicht!

Machen Sie es sich leicht! Dieser Vorschlag kann doch gar nicht ernst gemeint sein, denken Sie jetzt sicher. Er ist sogar sehr ernst gemeint – alles, was belastend, anstrengend und ermüdend ist, sollten Sie die nächsten Tage, Wochen und Monate vermeiden. Wieder leicht, beschwingt und mobil zu werden, ist ja das ersehnte Ziel von Menschen, die mit einer Störung des zentralen Nervensystems leben müssen. Beginnen Sie, diese Leichtigkeit schon mal in Ihrer Vorstellung einzuüben: Sehen Sie sich lange Treppen hinunterrennen, auf Schwebebalken balancieren, Einrad fahren, auf Rollerblades oder Schlittschuhen mit anderen um die Wette flitzen.

Bitte machen Sie sich immer wieder klar:

Nur Sie selbst können zu Ihrem Körper diesen unmittelbaren Zugang finden, der ihn heilen kann. Experimentieren Sie mit Ihren Sinnen, Ihren Empfindungen und Ihren Gedanken. Welche Gedanken empfinden Sie als aufbauend, welche sollten Sie besser meiden? Welche Beziehungen tun Ihnen gut, welche nicht? Beantworten Sie sich diese Fragen ganz ehrlich – Ihr Leben zu spüren, es zu erleben, ist nun Ihre wichtigste Aufgabe.

Spüren und erleben Sie Ihr Leben

Impulse sind Lebenszeichen

Gefühle nicht mehr verdrängen, das sagen, was auf der Zunge liegt – das tut uns so gut und kann eine Beziehung wieder ins Lot bringen.
Irgendwie wollten Sie dies schon immer tun, aber es hat meist etwas gegeben, was dagegen sprach? Was kann denn dagegen sprechen, dass Sie sich selbst ernst nehmen?

Es gibt viele Gründe, warum wir unsere Gefühle verdrängen

Sie haben es einfach nicht herausgebracht? Weil Sie zu gut erzogen waren, weil Sie nicht egoistisch wirken wollten, weil Sie sich nicht getraut haben, weil man »das« doch nicht tut?
Die Gründe, weshalb Sie sich in so vielen Situationen nicht auf sich selbst besonnen haben, tun eigentlich nichts zur Sache. Trotzdem könnte es vielleicht nicht schaden, sich einmal zu überlegen, wessen Aufträge – z.B. der Eltern, der Erzieher – Sie da noch immer durchs Leben schleppen.

Werfen Sie sich nichts vor

Werfen Sie sich nicht vor, dass viele der Impulse nicht zum Ausdruck kamen, die in Ihnen einmal aufgestiegen sind. Machen Sie sich vielleicht nur klar, dass es ungelöste Konflikte sind, große und kleine, die sich dahinter verbergen. Und dass diese Konflikte Ihnen schaden. Wenn Ihnen dies bewusst ist, dann können Sie vielleicht künftig Ihre Impulse besser wahrnehmen und auch verwirklichen.

Wie oft könnten Sie sich am Tag auf Ihr Brustbein klopfen und zuversichtlich zu sich sagen: »Ich auch«?
Drei Mal? Zehn Mal? Öfter?
Egal, wie oft Sie sich das jetzt vorgenommen haben,

keiner kann das auch nur ein einziges Mal für Sie übernehmen. »Ich auch« kann auf dieser Welt nur eine einzige Person sagen, und das sind eben Sie. Stellen Sie sich ins Zentrum Ihrer eigenen Welt. Nehmen Sie wahr, wie Ihr Körper sich bereits beim Gedanken daran aufrichtet.

Bitte machen Sie sich immer wieder klar:

Jeder seelische Impuls, den Sie unterdrücken, bleibt ebenso in Ihrem Körper stecken wie ein körperlicher Impuls, den Ihre Muskulatur nicht umsetzen kann.
Ein seelischer Impuls, der umgesetzt bzw. ausgedrückt wird, verändert die eigene Realität ein Stückchen nach Ihren Wünschen und Vorstellungen. Die Übung, sich auf die Brust zu klopfen und »Ich auch!« zu sagen, wird Sie auch dabei unterstützen, seelische Impulse ausdrücken zu können.

Unterdrückte seelische Impulse bleiben im Körper stecken

Gedanken erzeugen Realitäten

Vor nicht gar so langer Zeit reagierte ein Arzt noch mit herablassendem Kopfschütteln auf meine Frage, warum es denn überhaupt nicht möglich sei, verlorene Beweglichkeit zurückzugewinnen.

Die Kraft der Gedanken

»Gedankenströme sind doch mittlerweile sogar messbar geworden, sie müssen doch irgendeinen Einfluss auf den Körper haben«, sagte ich und ich wagte noch hinzuzusetzen: »Vielleicht gelänge es ja doch mithilfe dieser Energien? Die Kraft unserer Gedanken ...«
»Kraft der Gedanken? Und was würden Sie denn da so denken wollen?«, erkundigte er sich reichlich spitz. Dann sprach er von zerstörten Nervenbahnen, von kaputter Substanz, von völlig ausgeschlossenem Wiederaufbau und natürlich auch wieder davon, dass ich meine Krankheit nach mehr als 20 Jahren doch endlich akzeptieren müsse.
Er sah mich streng an, so als wäre schon der Gedanke an Besserung oder Heilung ein Leugnen meiner Krankheit. Und dann fügte er noch hinzu. »Und von diesem Positiven Denken, wenn Sie das gemeint haben, würde ich sowieso abraten, das ist doch Humbug.«

An dieses Positive Denken hatte ich nicht gedacht, ich stimme in dieser Hinsicht sogar völlig mit ihm überein. Humbug erscheint mir ein bisschen hart formuliert, doch wenn ein Mensch mit einer Lähmung sich einzureden beginnt »Ich kann gehen!«, wird er ziemlich enttäuscht werden.

Der Glaube allein hilft den meisten Menschen nicht

Und ob Glaube allein helfen könnte? Ganz sicher gibt es Menschen, die durch ihren Glauben geheilt wur-

den. Aber wer von uns normalen Sterblichen kann schon so viel Glaubenskraft aufbringen, dass er unbeirrt an Heilung glaubt und alleine dadurch geheilt wird? Wenn er allerdings denkt und hofft: »Ich werde wieder gehen lernen«, dann hat er vielleicht schon zur SoWi-Therapie gefunden. Und er ist deshalb hoffnungsvoll, weil er weiß, mit welcher Methode er seinen Körper ansprechen muss, damit er wieder das tut, was von ihm erwartet wird.
Die SoWi-Therapie lehrt, den Körper mit den richtigen Gedanken anzusprechen. Man lernt, den eigenen Körper wieder zu erreichen, ihn positiv zu beeinflussen und wieder zu selbstbestimmten Bewegungen zurückzukehren.

Vertrauen Sie Ihrem Körper

Eifern Sie Sonja nach in der festen Überzeugung, dass Sie wieder gehen, laufen, hüpfen, hopsen und tanzen werden. Vertrauen Sie darauf, dass Ihr Körper nichts anderes wünscht, als genau das zu tun, und lassen Sie sich von dieser Überzeugung energetisieren.

Jeder Gedanke, den wir denken, ist eine Wirklichkeit

> »Jeder Gedanke, den wir denken, ist eine Wirklichkeit. Jeder Gedanke baut etwas von unserer Zukunft auf oder reißt etwas von ihr nieder. Woran denken Sie jetzt in diesem Moment? Ruht Ihr Gedanke auf Dunklem oder auf Hellem? Ist er Hass oder ist er Liebe? Bedeutet er Zuneigung zu anderen oder Widerwillen gegen sie? Man könnte genauso fragen: ›Was machen Sie aus Ihrer Zukunft?‹
> Der Mensch ist das Ergebnis dessen, was er gedacht hat.« *Prentice Mulford*

Wenn Sie hin und wieder das Zutrauen zu sich oder zur SoWi-Therapie zu verlieren fürchten: Dieses Buch ist zur Unterstützung gedacht, gerade für solche Tage, an denen Sie mal wieder an sich, der Gegenwart und der Zukunft verzweifeln. Schauen Sie auch ins Sachwortverzeichnis, dadurch finden Sie vielleicht eher die Stelle, die Ihnen jetzt weiterhelfen kann.

Lernen Sie, wieder zu träumen!

Träumen Sie davon, wie Sie sich wieder bewegen können

Die einfachste Art des Denkens ist – so Sonja – das Fühlen, und die einfachste, zwangloseste und deshalb für uns sinnvollste Art der Bewegungsvorstellung ist, sie zu träumen. Sie sind körperlich momentan nicht in der Lage, über ein schmales Bächlein zu springen, vorstellen können Sie es sich aber? Lassen Sie dieses Tun als Traum in Ihrer Vorstellung entstehen, wann immer Sie wollen!
Das soll Ihnen helfen, wenn nicht einmal modernste Medikamente greifen? Ja, das wird es, in der SoWi-Therapie geht es um sanfte, beinahe kindliche Verspieltheit – mit Willensakten sind Sie dort gelandet, wo Sie sich jetzt befinden. Und dort wollen Sie doch nicht bleiben!

Bitte machen Sie sich immer wieder klar:

Gedanken erzeugen Realitäten. Haben Sie Zutrauen zu Ihrem Körper, seien Sie überzeugt, dass Sie wieder gesund werden.
Die SoWi-Therapie lehrt, den Körper und einzelne geschädigte Körperteile mit den richtigen Gedanken anzusprechen.

Ihr Glaube wird Berge versetzen

Vorsicht, diese Überschrift ist eine Warnung! Worte, Bilder (also Ihre Vorstellungen von Ihrer Zukunft) und Gedanken sind machtvolle Instrumente, um Ihr Leben zu verändern. Die Kraft Ihrer Gedanken, Ihre Vorstellungskraft und die Worte, die Sie sprechen, formen Tag für Tag Ihre Zukunft.

Denken Sie doch einmal darüber nach, wie Sie Ihre Zukunft durch diese Werkzeuge in letzter Zeit geformt haben.

Ihre Gedanken formen Ihre Zukunft

Wenn Sie der festen Überzeugung sind, dass Ihre Krankheit unheilbar, Ihre Situation unveränderlich und Ihre Zukunft mehr als ungewiss ist, dann sind dies Ihre Gedanken, Ihre Bilder, die Ihre Zukunft wirklich prägen. Wenn Sie mit allen Menschen über Ihre gesundheitlichen Probleme sprechen, sie ausführlich schildern und dabei ständig erwähnen, dass es der Tendenz nach immer nur abwärts ginge, dann werden Sie diese Zukunft nicht mehr loswerden. Wenn Sie tagsüber in diesen Gedanken verharren, dann wird Ihnen auch die Nacht keine Entspannung und auch keine Heilung bringen können, denn jeder Mensch erhält im Leben das, was er im Innersten wirklich glaubt. Insofern ist die für dieses Kapitel gewählte Überschrift so wahr wie das Amen in der Kirche: Ihr Glaube an Krankheit, Lähmung und Hilfsbedürftigkeit wird Berge versetzen!

Positive Tagträume können vieles zum Guten wenden

Wenn Sie dagegen von Gesundheit, von Beweglichkeit und Verbesserung träumen, kann sich alles zum Guten wenden. Je intensiver der Traum ist, desto sicherer wird er Ihre Zukunft bestimmen; vermeiden Sie also in diesen Tagträumen die Variation Albtraum!

Könnten Sie sich dazu durchringen, im Geiste ein Bild von sich zu tragen, wie Sie beweglich und fröhlich durchs Leben gehen, wieder an allen Aktivitäten teilnehmen, Ihre Krankheit weit hinter sich lassend?

Im Traum können Sie alles, frei von Lähmung oder Ängsten

Je schwächer Sie im Augenblick sind, desto kraftvoller könnten Sie in Ihrem Traum sein: Rennen Sie doch einmal wieder mit Ihren Freunden um die Wette, steigen Sie in Gedanken auf einen Kirchturm, um über die Landschaft zu blicken, die große Weite zu erleben und sich wieder einmal völlig frei zu fühlen, frei von Krankheit, frei von Lähmung, frei von Ängsten!
Seit ich meinen Traum, über die Golden Gate Bridge in San Francisco zu gehen, mir immer wieder als Traumbild hervorhole, passieren die tollsten Dinge! Seit ich diesen Traum mit viel Freude lebendig halte, fügen sich viele Dinge verblüffend; immer wieder knüpfe ich neue Verbindungen nach Kalifornien. Außerdem habe ich diesem Traum auch meine Bekanntschaft mit Sonja zu verdanken – sie sollte mir dabei helfen, in San Francisco so locker loslaufen zu können, wie ich das gerne möchte.

Ich kann Ihnen nur raten: Stellen Sie sich ein Bild in Ihre Zukunft, irgendetwas, was Ihr Interesse fesseln und Ihre Abenteuerlust wecken kann. Und schauen Sie einfach, was dann passiert.

Bitte machen Sie sich immer wieder klar:

Wer soll in Ihre Zukunft vertrauen, wenn nicht Sie?

Wer soll in Ihre Zukunft vertrauen, wenn nicht Sie? Wer soll die Weichen anders stellen? Nur ein Mensch auf dieser Welt kann spürend und fühlend die erforderlichen neuen Nervenverbindungen in Ihrem Gehirn bilden. Millionen von Nervenzellen warten nur darauf, dass Sie Ihre Ausdauer auf diese Aufgabe richten.

Positives Denken ist etwas anderes

Beim Positiven Denken, auch bei den so genannten Affirmationen, geht es im Grunde darum, durch ein Sperrfeuer von anders angelegten Gedankenstrukturen die Einstellung zum Leben, die Muster der eigenen Gedanken zu verändern.

Positive Einstellung ist nicht gleich Positives Denken um jeden Preis

Ich erwähnte diese Technik bereits an anderer Stelle, aber ich komme hier nochmals darauf zurück, weil ich den Unterschied zwischen positiver Einstellung und dem Positiven Denken ganz klar herausstellen möchte.

Mir erscheint die Technik des so genannten Positiven Denkens – gerade bei schweren Krankheiten – immer wie eine Art Vergewaltigung des eigenen Geistes.

So als stellten die Gedanken, die von sich aus in uns aufsteigen und mit unserer eigenen Geschichte zu tun haben, eine große Gefahr dar; diese könnten wir ausschalten, wenn wir nicht mehr spontan denken, sondern nur noch vorher festgelegte, die so genannten positiven Gedanken hegen.

Einen Traum zu haben, bedeutet nicht, die Realität zu verleugnen

Einen Traum und eine Vorstellung von der eigenen Zukunft zu haben, hat damit zunächst wenig zu tun. Einen Traum von Gesundheit, Beweglichkeit und Hoffnung zu haben, ist etwas anderes, als so zu tun, als ob Sie in der Realität keine Angst und keine Probleme mehr hätten.

Ein ganz kleines Zugeständnis ans Positive Denken zu machen bin ich allerdings bereit. Wenn Sie sich dazu durchringen können, Ihre Zukunft nicht mehr in den schwärzesten Farben auszumalen, dann könnte dieser, dem Positiven Denken entlehnte Satz möglicherweise auch etwas für Sie sein: Sagen Sie ihn sich täglich, stündlich Ihrer Zukunft hoffnungsvoll entgegenblickend: »Es geht mir von Tag zu Tag ein bisschen besser.«

Die SoWi-Therapie wird dazu beitragen, dass es Ihnen jeden Tag ein Stück besser geht

Es wird Ihnen von Tag zu Tag ein bisschen besser gehen, die SoWi-Therapie wird ihren Teil dazu beitragen. Experimentieren Sie einfach mit den folgenden Empfehlungen, die in den vorigen Kapiteln schon angesprochen wurden:

Klopfen Sie sich auf die Brust, atmen Sie tief ein, richten Sie sich auf und spüren Sie, wie die Kraft des Atmens Sie stärkt. Wenn Ihnen danach zumute ist, dann sagen Sie sich anschließend: »Es geht mir von Tag zu Tag ein bisschen besser.«

Bitte machen Sie sich immer wieder klar:

Wenn Sie den Traum von zukünftiger Gesundheit und Beweglichkeit in sich nähren, tragen Sie Entscheidendes dazu bei, dass diese Zukunft Wirklichkeit wird.

8.
Wegweiser durch die SoWi-Therapie

Die wichtigste Aufgabe: sich immer wieder bewusst spüren

Die SoWi-Therapie erfordert anfangs einen gewissen Zeitaufwand, je mehr Sie aber gelernt haben, ihr wichtigstes Prinzip, das Sich-Spüren ins tägliche Leben zu integrieren, desto selbstverständlicher wird es funktionieren und desto erfolgreicher werden Sie sein.

Verstärken Sie auch Ihre intakten Nervennetze

Die Aufforderung wird immer wieder lauten: Spüren Sie sich, bei allem, was Sie tun, begleiten Sie jede Bewegung und jeden Handgriff mit Ihren Gedanken. Auch und gerade Bewegungsabläufe, die Ihnen gut gelingen, die vielleicht überhaupt nicht von Ihrer Erkrankung betroffen waren, sollten von Ihrem Bewusstsein begleitet werden. Ihre intakten Nervennetze werden sich dadurch verstärken.

Seien Sie aufmerksam bei allem, was Sie tun

Jede Neuverknüpfung benötigt ja Ihre gesamte Aufmerksamkeit, aber auch das Training Ihrer bestehenden Synapsen gelingt wesentlich besser, wenn Sie wirklich bei jeder noch so kleinen Tätigkeit präsent sind. Ihr Leben wird sich schon durch diesen Aspekt der SoWi-Therapie ändern, denn etwas ohne jede Aufmerksamkeit einfach nebenher zu tun, ist nicht sinnvoll.

Wenn Sie zum Beispiel die vorige Seite dieses Buches nochmal aufschlagen, dann begleiten Sie sich dabei ganz intensiv:
Ich richte mich auf, entspanne meine rechte Schulter, hebe den Arm.
Mein rechter Arm geht nach vorne, über meine Körpermitte hinweg zur linken Körperhälfte hinüber. Meine Hand greift zur oberen Ecke der Seite usw. usw.

Was gerade anfangs ebenfalls hilfreich sein könnte, Ihnen aber vielleicht schwer fällt, ist, Ihre Tätigkeiten auch sprechend zu begleiten. Binnen kurzer Zeit wird Ihnen jedenfalls dieses spürende Lernen so weit in Fleisch und Blut übergegangen sein, dass Sie alle Bewegungen mit so viel Aufmerksamkeit begleiten werden, dass Ihnen die ständige Neuverknüpfung Ihrer Nervenzellen untereinander wieder zu belastbaren und stabilen Nervennetzen verhelfen wird. Diese werden ja immer stabiler, je öfter sie angesprochen und benötigt werden.

Das Lernen wird Ihnen schnell in Fleisch und Blut übergehen

Begleiten Sie auch die Bewegungen, die Sie jetzt noch zu Ihrer Sicherheit benötigen oder dazu, sich Ihr Leben zu erleichtern! Wenn Sie sich zur Sicherheit irgendwo festhalten, begleiten Sie auch dies mit Worten. Sagen Sie sich: »Ich greife mit der linken Hand zur Tischplatte, stütze mich auf, dann strecke ich meinen Rücken, öffne mit der rechten Hand die Küchentüre usw. usw.«

So viel zur Integration der Therapie ins tägliche Leben. Durch Entspannung und Atmung, die in den nächsten Kapiteln noch einmal ausführlich dargestellt werden, erreichen Sie noch eine tiefere Ebene des Spürens.

Bitte machen Sie sich immer wieder klar:

Möglichst viele Bewegungsabläufe sollten von Ihrem Bewusstsein begleitet werden. Das stärkt intakte Nervennetze und fördert Neuverknüpfung von Nervenzellen – und damit das Wiedergelingen von Bewegungen.

Ständige Bewusstheit ist wichtig

Zu sich kommen durch Entspannung und Atmung

Steigen wir wieder ein in die SoWi-Therapie und wenden wir uns jetzt noch intensiver uns und unserem Körper zu.
Das bedeutet: einfach nur dasitzen, daliegen (finden Sie die für Sie angenehmste Haltung), ohne etwas zu wollen, ohne Ziel; einfach nur mit sich selbst alleine sein und ganz wach für sich und den eigenen Körper werden.

Lassen Sie alles los, was Sie beschäftigt

Zunächst ist wichtig, dass Sie loslassen, all die Sorgen, die Sie beschäftigen. Das Vordergründige, aber auch die existenziellen Ängste, die im Hintergrund Ihre ganze Aufmerksamkeit beanspruchen, haben jetzt Pause. Die Sorgen und Nöte im Zusammenhang mit Ihrer Krankheit treten in den Hintergrund, jetzt zählt nur noch Ihre Bereitschaft, sich der SoWi-Therapie anzuvertrauen.

Lassen Sie auch die Anspannung, den täglichen Stress hinter sich, gleichgültig, ob es Themen aus Beruf, Haushalt oder der Familie sind, um die sich Ihre Gedanken meist drehen. Lassen Sie alle Verpflichtungen für die Dauer dieser ersten Einstimmung los. Jetzt geht es nur um Sie.

Zu sich selbst zu kommen ist gar nicht so einfach

Zu sich selbst zu kommen ist gar nicht so einfach, denn es dauert meist nicht lange und es tauchen Gedanken auf, die Sie in die tägliche Routine zurückholen wollen. Dies erlebt jeder, der mit irgendeiner Form der Meditation beginnt. Und die SoWi-Therapie ist eine Art Meditation, eine wache Konzentration auf den Körper. Wenn es irgend möglich ist, sollten Sie zur Unterstützung Ihrer Sammlung die Augen offen lassen, dann geraten Sie nämlich nicht so leicht in Gefahr, irgendwann wegzudösen.

Vielleicht gelingt es Ihnen nicht von Anfang an, aufmerksam und hellwach zu bleiben – das ist nicht so schlimm. Lassen Sie eine Störung Ihrer Aufmerksamkeit einfach vorbeiziehen. Vielleicht geht es Ihnen wie mir: Als ich Entsprechendes in Büchern über Meditation las, fragte ich mich dabei regelmäßig, wie ich das denn machen sollte. Mittlerweile kann ich, auf meine Art und Weise, mit solchen Störungen ganz gut umgehen; ich sage zu meinem Gedanken: »Komm bitte später wieder. Jetzt kann ich gerade nicht.«
Und so fühle ich mich nicht genervt von mir und meinen störenden Gedanken und kann mich wieder meiner Meditation zuwenden. Finden Sie auch etwas Ihnen Entsprechendes, damit Sie Ihre ungeteilte Aufmerksamkeit auf sich selbst richten können.

Lassen Sie eine Störung Ihrer Aufmerksamkeit einfach vorbeiziehen

Oft setzt sich ein Bild, ein Gedanke hartnäckig fest, der Sie nicht wieder loslassen und von Ihrer Reise zu sich selbst weglocken möchte. Sagen Sie etwas Freundliches zu ihm und wenden Sie sich wieder Ihrem Körper zu. Und ärgern Sie sich nicht darüber, dass immer wieder die Gedanken zu äußeren Dingen hinwandern, denn schließlich lassen sie sich normalerweise sofort auf jeden Gedanken ein und spinnen ihn munter weiter.

Ärgern Sie sich nicht, wenn Ihre Gedanken abschweifen

Spüren Sie nun einfach Ihren Atem, wie er Sie mit dem lebensnotwendigen Sauerstoff versorgt, ohne dass Sie irgendetwas dazu tun müssen. Spüren Sie, wie die Luft durch Ihre Nase einströmt, über die Schleimhäute nach innen dringt, Ihre Lungenflügel füllt. Sie spüren, wie sich Ihr Brustkorb hebt und senkt. Lassen Sie den Atem hinabfließen in den Bauchraum und spüren Sie, dass sich Ihre Bauchdecke im Atemrhythmus bewegt. Könnten Sie sich auf diese Art und Weise mehrmals am Tag ein wenig Zeit nehmen? Oft genügen schon Minuten, um sich wieder zu spüren, sich wieder zu finden im täglichen Alltag.

Vieles in Ihrem Körper arbeitet völlig reibungslos zu Ihrem Wohl

Erleben Sie sich für einige Minuten in Ihrem Körper, in dem Sie zu Hause sind; der wunderbar funktioniert, in dem eins ganz fein aufs andere abgestimmt ist. Vieles arbeitet völlig reibungslos zu Ihrem Wohl. Überall im Körper spielt sich Leben ab, Ihr ureigenes Leben, das nur Sie so spüren können.
Haben Sie Ihrem Körper eigentlich schon einmal dafür gedankt, dass er Ihnen immer zu Diensten ist, ihm Anerkennung gezollt für seine Arbeit?

Schlüpfen Sie hin und wieder in bestimmte Körperregionen

Schlüpfen Sie ab jetzt auch bei Ihren täglichen Verrichtungen immer mal wieder ganz bewusst – für ganz kurze Sequenzen – so in Ihren Körper, vielleicht in besondere Regionen von ihm hinein. Damit beginnen Sie, sich immer besser mit ihm zu identifizieren, ihn auch in seiner Veränderung wahrzunehmen, Ihren Körper, der Ihre Hilfe benötigt. Sagen Sie sich dabei immer wieder: »Jetzt geht es nur um mich, um mich und um meinen Körper und um sonst nichts.«

Bitte machen Sie sich immer wieder klar:

Es ist wichtig, immer wieder alles Äußere und alle Sorgen loszulassen und sich nur auf sich selbst und seinen Körper zu konzentrieren.
Lernen Sie Ihren Körper immer besser kennen und seien Sie dankbar, in wievielerlei Hinsicht er wunderbar funktioniert. Damit alles noch besser klappt, braucht er Ihre Hilfe.

Nervenzellen neu verknüpfen durch klare Bestimmung

Neben den gut funktionierenden Bereichen in Ihrem Körper gibt es ja leider auch andere Regionen, in denen einiges durcheinander geraten, in der Funktion gestört ist. Ihr Geist ist deshalb aufgerufen, die natürliche Ordnung wiederherzustellen.

Die natürliche Ordnung wiederherstellen

Die SoWi-Therapie geht auf zwei Wegen auf dieses Ziel zu. Der erste ist das Fühlen, das Spüren des Körpers und seiner Organe. Bereits dieser Ansatz, der schon ausführlich erläutert wurde, führt zu einer Neuverknüpfung von Nervenzellen.

Der zweite Weg ist das genaue Beschreiben der erwünschten Bewegung, Sonja nennt dies die *Bestimmung*.

Diese klare Bestimmung legt fest, wie und wo Sie etwas bewegen möchten. Ohne eine ganz klare Bestimmung ist eine Verbesserung der gesundheitlichen Situation, das Neuerlernen einer Bewegung nicht zu erreichen.

Sie bestimmen die erwünschte Bewegung

Sie sind uns bis hierher sicher aufmerksam gefolgt und haben mittlerweile erkannt, wo genau Sie bei sich selbst ansetzen können. Kein noch so komplizierter Apparat könnte Ihr eigenes Erkennen ersetzen. Und Sie wissen ja, Sie können nicht erst dort ansetzen, wo Sie eine Störung ausgemacht haben, und diese gleich konkret zu beheben versuchen, Sie müssen erst die Neuverknüpfung von Nervenzellen in Gang setzen.

Die Wichtigkeit dessen möchte ich anhand eines Vergleichs noch einmal illustrieren: Wenn Sie zu einer

Romreise aufbrechen, dann werden Sie Ihr Auto aus der Garage holen und es zur nächsten Autobahnauffahrt lenken, um sich in den fließenden Verkehr einzureihen, der meist relativ geordnet unterwegs ist.

Grundvoraussetzung dafür, dass Sie überhaupt zu dieser Autobahnauffahrt kommen, sind allerdings die kleinen Sträßchen, die vielen Kreuzungen und Ampeln, die für Ihr sicheres Weiterkommen sorgen.

Schon bei der Planung von Bewegung beginnen unsere Nervennetze zu schwingen

Diese Straßen, die Sie auf ihrer Romreise zunächst befahren würden, könnte man mit unseren Nervenverbindungen, den Nervennetzen vergleichen. Diese müssten im Gehirn verknüpft werden, um die rasante Verbindung zum Zielorgan bzw. eben nach Rom in Anspruch nehmen zu können. Alle Nervennetze, die in irgendeiner Weise miteinander verknüpft sind, beginnen zu schwingen, schon wenn wir Bewegung nur planen.

Doch die tollste Autobahn, die zehnspurig in Ihrer Nähe vorbeiführt und die Sie direkt nach Rom bringen könnte, hilft Ihnen auf Ihrer Reise wenig, wenn sie nicht angebunden ist an Ihren Wohnort.

Klare Bestimmungen ermöglichen die Neuverknüpfung von Nervenzellen

Um wieder auf Ihren Körper zurückzukommen: Sie ermöglichen die Neuverknüpfung von Nervenzellen und damit nun Bewegungen, indem Sie Ihrem Körper in Gedanken durch klare Bestimmungen jede einzelne Bewegung programmieren (s.a. das Kapitel »Die gelähmte Hand – ein Therapiebeispiel«).

Noch ein weiteres Beispiel aus dem Straßenverkehr: Sicher kennen Sie den Jingler des Verkehrsfunks, der das leise Dudeln des Autoradios abrupt unterbrechen kann. Durch ihn wird man so frühzeitig wie möglich über Störungen auf der Strecke informiert, damit der Verkehr möglichst störungsfrei läuft.

Die Bekanntgabe der Ausweichroute hilft meist, den Verkehr auf eine Umgehungsstraße zu leiten und so Probleme zu vermeiden.

Leider hat der Mensch keinen solchen störenden Jingler in sein System integriert. Hätten wir ihn, dann würden wir merken, wann unser Organismus zu einer geforderten Leistung nicht in der Lage ist.

Sich und den Körper wieder zu spüren, bedeutet auch, die Situationen zu erkennen, in denen Sie ihn überfordern. Sie werden dies künftig immer besser merken, immer früher aus dieser permanenten Überforderung aussteigen können, weil Sie Ihren Körper und seine Möglichkeiten immer besser einschätzen lernen.

Sie werden erkennen, wann Sie Ihren Körper überfordern

Sagen Sie sich bitte oft: »Mein Körper und ich.« Schon diese Aussage verbindet Sie mit ihm, schon der Gedanke wird hilfreich sein, ihm und seinen Teilen wieder näher zu kommen, ihn besser zu verstehen und ihn liebevoller anzunehmen.

Bitte machen Sie sich immer wieder klar:

Ein wesentliches Anliegen der SoWi-Therapie ist es, dass Sie Ihren Körper besser verstehen und liebevoller annehmen können. Wenn Sie Ihren Körper besser kennen, wird es Ihnen möglich sein, in einer klaren Bestimmung festzulegen, wie und wo Sie etwas bewegen möchten.

Den Körper besser verstehen und liebevoller annehmen

9.
Krankheitsbilder und Therapiekonzept

Was ist Multiple Sklerose?

In Deutschland leben mehr als 100 000 MS-Kranke

Die Multiple Sklerose ist eine der häufigsten neurologischen Erkrankungen. Man schätzt, dass weltweit 1,1 Millionen Menschen unter dieser Störung des zentralen Nervensystems leiden – in Deutschland sind es über 100 000. Manche nennen diese entzündliche Erkrankung eine Zivilisationskrankheit, die Zahl der Betroffenen scheint zu wachsen.

Die Multiple Sklerose ist eine gefürchtete Diagnose – fast so sehr wie Krebs –, denn die Krankheit galt bisher als unheilbar. Die Diagnose MS wird von den Erkrankten oft als Todesurteil auf Raten empfunden, denn wenn die Krankheit ständig weiter fortschreitet, geht immer mehr Lebensqualität und Beweglichkeit verloren, bis hin zur vollständigen Lähmung.

MS verläuft zunächst schubförmig, dann chronisch

Die Krankheit verläuft zumindest anfangs in der Regel schubförmig, was bedeutet, dass sich scheinbare Ruhephasen mit Phasen abwechseln, in denen die Krankheit aktiv wird. Später wird der Verlauf meist chronisch, die Verschlechterungen nehmen ohne Schübe immer mehr zu.

Immer laufen Entzündungsprozesse in Gehirn oder Rückenmark ab, bei denen die »Isolation« der Nervenfaser (sie besteht aus dem so genannten Myelin) geschädigt wird und die Weiterleitung von Impulsen – vom Gehirn zu Körperteilen oder Organen – anfangs vielleicht nur wenig behindert wird; im Laufe der Jahre kommt es jedoch immer wieder zu Entzündungsschüben, und irgendwann ist die Verbindung zu bestimmten Körperteilen oder Organen dann ziemlich gestört. Es gibt Krank-

heitsverläufe, in denen die Verbindung sofort völlig unterbrochen ist, glücklicherweise sind die sehr selten.
Abhängig von der Ausdehnung der Entzündungen sowie natürlich von der Lage des Entzündungsherdes führen sie früher oder später zu bleibenden Schäden, die den Transport der Impulse immer mehr verlangsamen. Lähmungen sind am Ende die Folge, aber – und dies ist wieder abhängig von der Lage des Entzündungsherdes – diese Entzündungsprozesse können noch eine andere Konsequenz haben: Spastiken, also Krämpfe in der gelähmten Muskulatur, die sich dadurch schmerzhaft verhärtet; Bewegung ist dann aus diesem Grund nicht mehr möglich.

Lähmungen und Spastiken sind die Folgen von MS

Die Schulmedizin geht davon aus, dass die ausschlaggebende Rolle bei der Multiplen Sklerose das Immunsystem spielt – statt den Körper zu verteidigen, greift es Gehirn und Rückenmark des eigenen Körpers an. Bis heute gibt es kein wirksames Mittel gegen die Multiple Sklerose; Kortison, das die Schulmedizin in der Regel im akuten Schub einsetzt, soll die Ausdehnung der Entzündung auf andere Bereiche verhindern, ein positiver Einfluss auf die Gesamtprognose ist allerdings nie nachgewiesen worden.

Die Medizin kennt bis heute kein wirksames Mittel gegen MS

Es gibt Verhaltensweisen, von denen gesagt wird, dass sie die Schubhäufigkeit senken, häufig sind diese jedoch im Alltag nicht wirklich praktikabel. Mit Medikamenten kann die Medizin heute wenigstens manches erleichtern, das Fortschreiten der Erkrankung kann sie jedoch nicht aufhalten. Das Wundermittel aus der Apotheke gegen MS und andere zerebrale Störungen gibt es also nicht, weder die Schulmedizin noch die Naturheilkunde kann es aus dem Ärmel schütteln.

Trotzdem haben Gelähmte nun Grund zur Hoffnung, seit es Sonja gelang, die Krankheit mit den 1000 Gesichtern und vielfältigen Auswirkungen zu besiegen. Das ist ihr erst nach vielen Jahren der Krankheit gelungen – vertrauen Sie also ruhig darauf, dass Sie auch Erfolg haben können, selbst wenn Ihre Krankheit bereits seit Jahren besteht.

Bitte machen Sie sich immer wieder klar:

Die Schulmedizin hält MS für unheilbar, wir nicht!

Auch wenn die Schulmedizin die Multiple Sklerose für unheilbar hält, müssen Sie sich dieser Meinung nicht anschließen – wir tun es auch nicht!
Nutzen Sie Ihre eigenen Heilungskräfte und die Möglichkeiten der SoWi-Therapie, um Ihre Gesundung selbst in die Hand zu nehmen.

Multiple Sklerose: ein Therapieansatz

In diesem Buch sind so viele unterschiedliche Therapieansätze dokumentiert, dass Sie sicherlich bereits bei der Lektüre eigene Ideen zur Behandlung Ihrer Lähmung entwickelt haben.

Vertrauen Sie auf Ihre Intuition

Vertrauen Sie darauf, dass Ihre Gedanken dazu richtig sind, und lassen Sie sich von Ihrer Intuition führen!
Übrigens: Gleichgültig, aus welchem Kapitel ein Therapievorschlag stammt, Sie können alles miteinander kombinieren und zur Verbesserung Ihrer Situation einsetzen.

Die verschiedenen Therapievorschläge mögen zunächst Krankengymnasten und Ergotherapeuten erschrecken, sie werden die Augen verdrehen und fragen: »Und wie soll ich das bitte in den 20 Minuten schaffen, die mir pro Behandlung zur Verfügung stehen?«
Und Oberärzte, die bei der Visite in einer guten Stunde eine ganze Station durchlaufen müssen, dabei nach einem kurzen Blick in die Krankenakte der Patienten gemeinsam mit den sie begleitenden Therapeuten Entscheidungen treffen und Behandlungsabläufe festlegen, werden sich wahrscheinlich genau das Gleiche fragen.

Im Umgang mit MS-Kranken muss sich Entscheidendes ändern

Trotzdem muss sich in der Umgehensweise mit MS-Kranken Entscheidendes ändern, wenn Ärzte und Therapeuten nicht mehr nur Verschlechterungen konstatieren und behandeln, sondern zur Verbesserung hinführen wollen.

Viele Therapien gehen von einem falschen Ansatz aus

Als selbst Betroffene frage ich mich: Wie lange will man in Kliniken noch mit Medikamenten weitermachen, die teilweise seit Jahrzehnten erfolglos sind und nun durch neue, ebenso wenig erfolgreiche ersetzt werden? Mit Therapien, die von einem falschen Ansatz ausgehend und deshalb nicht erfolgreich sein können?
Aber vor allen Dingen: Wie lange noch sollen engagierte Therapeuten, die ihre Patienten seit Jahren kennen, diese durch permanente Verschlechterungen begleiten, sie bei jedem neuen Klinikaufenthalt ein wenig schwächer, kränker und hoffnungsloser vorfinden?
Es ist wichtig, die Diskussion um eine Reform der klinischen Betreuung anzuregen, denn Therapeuten und Pflegepersonal sind hoch motiviert, eine andere Art und Weise im Umgang mit Patienten zu erlernen.

Ohne Vertrauensbasis ist jede Behandlung zum Scheitern verurteilt

Das Wichtigste bei der Behandlung schwer an Multipler Sklerose erkrankter Patienten ist es, eine Basis des Vertrauens zu schaffen. Wenn dieses erste Ziel nicht erreicht wird, ist die ganze Behandlung vergebliche Liebesmüh!
Nichts Verwirrendes, Überforderndes darf geschehen, die Abwehr, die das unvermeidlich auslösen wird, blockiert den Körper der angesprochenen Person sofort, ohne dass diese etwas dagegen tun kann.
Die persönliche Zuwendung muss spürbar werden. Es ist ganz wichtig, dass da kein distanzierter Mensch am Bett steht, die Hände abwartend auf dem Rücken verschränkt. Es muss eine persönliche Verbindung von Mensch zu Mensch entstehen.

Vielleicht wäre es eine Aufgabe für Angehörige, die neue Beweglichkeit einzuleiten, denn die SoWi-Therapie fordert einiges an Zuwendung von den »Behandlern«. Die Wichtigkeit eines Vertrauensverhältnisses sollte allen irgendwie mit Patienten arbeitenden Personen ständig bewusst sein. Wenn diese Basis da ist, wird ein Therapeut kaum einen Menschen mit MS im fortgeschrittenen Stadium unvermittelt zu einer »Vorführung« seiner Möglichkeiten veranlassen – und sei diese Anforderung auch für einen Gesunden minimal; sie führt auf der Stelle zur Blockade, zu Spastik. Der Körper, die Hand, die Beine, die Sprache – nichts lässt ein sofort abrufbares Reagieren zu.

Die Therapie sollte mit einer sanften Berührung eingeleitet werden

So sollte die Therapie mit einer sanften Berührung, einer leisen Frage eingeleitet werden – und nicht mit der dem Patienten zum Gruß auffordernd entgegengestreckten Hand des Therapeuten, die auf einen Schwerbehinderten wie ein Angriff wirkt. Beispielsweise wird die einleitende Frage: »Möchten Sie mir vielleicht die Hand geben, zur Begrüßung? Könnten Sie es vielleicht einmal versuchen?« schon eine Verbindung vom Gehirn zur Hand anbahnen, außerdem eine Erinnerung daran, wie man sich früher begrüßte.
All das wird natürlich nicht gleich dazu führen, dass die Hand nun vom Patienten zum Gruß ausgestreckt wird. Aber eine Reaktion wird kommen, wahrscheinlich zunächst nur ein Blick zur eigenen Hand, vielleicht eine kleine Bewegung im Handgelenk, eventuell auch im Arm. Alle Zeit der Welt muss zur Verfügung stehen, um die kleinen Bewegungen zu realisieren und zu spüren, die dem Erkrankten noch selbst möglich sind und die er wieder aufbauen könnte, wenn er die Anleitung dazu bekäme und man ihm genügend Zeit ließe.

Alle Zeit der Welt muss zur Verfügung stehen

Das Spüren der Hand wäre nun das zweite wichtige Moment. Der Therapeut kann eine Hand des Patienten in die eigenen Hände nehmen, sie sanft streicheln und so entspannen. Eine verkrampfte Hand ist nicht in der Lage, aktive Bewegungen auszuführen, ebenso wenig wie eine völlig schlaffe.

In beiden Fällen geht der Weg über das Spüren. Bei dieser entspannenden Kontaktaufnahme ist es wichtig, dass der Therapeut erklärt, was er nun warum mit dem Patienten machen wird.

Die einzelnen Finger der Hand wären anzusprechen, Daumen, Zeigefinger usw. – entweder vom Therapeuten oder der Patient wird gleich mit eingebunden. Ihm muss natürlich vorher gesagt worden sein, dass es ein Neuerlernen einzuleiten gelte, dass auch seine Nervenbahnen noch lernfähig seien und dass dies am wirkungsvollsten unterstützt werden könne, wenn man sich den Lernprozess von kleinen Kindern zum Vorbild nähme. Es ist ausdrücklich darauf hinzuweisen, dass man nicht der Meinung ist, einen debilen Erwachsenen vor sich zu haben, mit dem man nun wie mit einem Kleinkind umgehen möchte.

Mit Kranken darf man nicht wie mit einem Kleinkind umgehen

Wenn diese Erklärung wirklich angenommen wurde, dann kann man beginnen, auch mit spielerischen Elementen die Finger neu zu beleben, eine Tätigkeit, die der Patient dann durchaus auch selbst weiterführen kann. Hier kann man auf bekannte Fingerspiele zurückgreifen wie: »Das ist der Daumen, der schüttelt die Pflaumen, …« Wichtig ist dabei, dass die Finger immer von ihm selbst mit der richtigen Bezeichnung angedacht werden: »Meine linke Hand, mein linker Daumen« usw.

Jeder angedachte Körperteil führt zur Knüpfung neuer Nervenverbindungen. Das Gehirn kann darüber den Körper wieder erreichen.

Therapie eines bettlägerigen Patienten

Einen bettlägerigen Kranken kann man beispielsweise dazu anregen, zu seinen Füßen zu schauen. Schon dadurch könnte sich sein Kopf ein Stückchen anheben, denn das Gehirn weiß über die Bewegungsabläufe und die Lage der Körperteile Bescheid, die daran beteiligt wären, eine Betrachtung der Füße zu ermöglichen. Diese kleinen Bewegungen werden nicht über die defekten Nervenleitungen erzwungen, diese spontanen Reaktionen, mögen sie auch klein und unscheinbar sein, könnten bereits der Beginn neuer gesunder Nervenleitungen sein.

Bewegungen nicht erzwingen

Der Behandler könnte seine Hände dabei auf die Fußsohlen des Kranken legen, damit der einen fühlenden Zusammenhang mit seinen Füßen schaffen kann. Er könnte angeleitet werden zu spüren, wo sich seine Beine berühren und wo nicht, auch wo etwa Knie, Waden, Knöchel sich befinden.

Man darf jetzt allerdings nicht in den Fehler verfallen, zu viel auf einmal zu erwarten, denn was über viele Jahre hinweg brachgelegen hat, was verkümmert und verformt ist, kann nicht durch eine Hauruckaktion sofort wieder funktioneren.

Lassen Sie sich Zeit

Ungemein wichtig ist es, zur Visualisierung (s. S. 63ff.) entspannter Körperteile anzuleiten, denn Entspannung ist ein Faktor, der im Leben von unter Multipler Sklerose leidenden Menschen so gut wie nie vorkommt, weil irgendwann auch die kleinste Aktion mit einem Großaufgebot an Willen erzwungen werden muss.

Wie an anderen Stelle schon erläutert wurde, ist die SoWi-Therapie keine Entspannungslehre, denn Sonja ist gegen jedes Sichversenken, das vom Körper wegführt. Alles, was auf den Körper bezogen ist, hilft ihm auch weiter. Sonja leitet zu neuen Aktivitäten an, sie will alte und neue Fähigkeiten wecken und aus Lähmung hinausgeleiten.

Gezielt verkrampfte Muskulatur entspannen

Wenn es jedoch um gezielte Entspannung geht, z.B. der Wadenmuskulatur, dann ist das eine sehr aktive und bewusste Tätigkeit. Wer unter Multipler Sklerose leidet, kann davon berichten, dass gerade nachts die Spastiken, die Verkrampfungen besonders quälend werden; die Muskulatur wird nicht einmal im Schlaf entspannt. Und alle wissen auch, dass nach längerem Sitzen, beispielsweise im Kino, erst einmal eine längere Anlaufzeit erforderlich ist, bis die Beine wieder mitspielen. Totale Entspannung im Sinne von völliger Ruhe ist also nicht unbedingt hilfreich.

Ein erster Schritt: sich wieder selbstständig im Bett umdrehen können

Die meisten bettlägerigen Patienten können sich im Bett nicht mehr selbstständig umdrehen. Dieses wieder zu erlernen ist auch deshalb wichtig, um die eigene Körpererfahrung auch im Bett wieder zu ermöglichen.

Die Anleitung dazu muss über mehrere Stufen gehen. Als Erstes könnte der Patient versuchen, eine Schulter von der Unterlage abzuheben. Die Begriffe rechts und links, vorne bzw. hinten sind dabei permanent zu verwenden. Die Körpermitte als ein wichtiger Begriff, (s. S. 143ff.) muss hier schon eingeführt sein.

Um sich auf die linke Seite zu drehen, müsste zunächst die rechte Schulter ein wenig abgehoben werden. Vielleicht gelingt es spontan, möglicherweise aber erst, nachdem man den Patienten angeleitet hat, mehrfach zu sagen: »Meine rechte Schulter von der Liegefläche

abheben«; diese Vorstellung motiviert den Körper, das Gedachte auch auszuführen.
Wenn es möglich ist, könnte dabei mithilfe des Behandelnden der rechte Fuß aufgestellt werden, wenn er in die Unterlage drücken kann, fällt die Drehung nach links noch leichter.

Zwischendurch immer wieder entspannen

Niemals vergessen, immer wieder in die völlige Entspannung zu gehen, es darf kein »Dauerfeuer« auf die angesprochenen Nervenleitungen geben, sonst droht die nächste Spastik!
Im positiven Fall gelingt es bald, die Schulter wenigstens ein wenig anzuheben, sich von der Liegefläche zu lösen. Im Wechsel könnten nun die Vorstellungen heißen: »Schulter auf das Bett drücken« oder »Schulter abheben«. Mit diesen wechselnden Vorstellungen kommt die Bewegung in Fluss, sie schaukelt sich hoch und gelingt immer besser.
Wenn es möglich ist, die Schulter abzuheben, ist die nächste Vorstellung die, dass der rechte Arm nun zur linken Seite zu führen ist, über die Körpermitte hinweg. Schulter und Arm sind ja eine Einheit, schon beim Abheben der rechten Schulter von der Unterlage reagiert der Arm automatisch mit einer Bewegung hin zur Körpermitte und später auch über diese hinweg zur linken Körperseite.

Wichtig ist auch, immer wieder die Körpermitte anzusprechen

Wichtig ist auch, immer wieder die Körpermitte anzusprechen, denn der Körper besteht ja nicht nur aus rechts und links. Wenn man die erfolgreich ausgeführte Bewegung dann in der umgekehrten Richtung und Reihenfolge anspricht, kommt der rechte Arm über die Körpermitte zurück und dabei legt sich die rechte Schulter automatisch wieder auf die Unterlage.

Wichtig dabei ist sowohl die genaue Vorstellung dieser Bewegung als auch das Spüren der Bewegung in ihren Teilabschnitten bis hin zur vollständigen Durchführung.

So kann langsam eine selbstständige Drehung im Bett herbeigeführt werden. Immer wieder angedachte Bewegungsabläufe ermöglichen zunächst vielleicht nur eine kleine Bewegung, aber die ständigen Wiederholungen im Andenken lassen frühere Bewegungsmuster wieder lebendig werden und die Bewegung wird mit jedem Ausführen vollständiger.

Spiele können sinnvoll sein

Wenn der Patient begriffen hat, dass man ihn mit Kinderspielen weder entmündigen noch verletzen will, dann kann es sehr viel Sinn machen, sich auf Spiele zu besinnen, die man mit kleinen Kindern macht: Wo ist die Nase, wo der Mund, wo sind die Augen – rechts, links?

Wie die Körperteile zusammengehören, kann der Patient selbstständig für sich durchgehen. In der Reihenfolge von unten nach oben benennt er zunächst die Vorderseite des Körpers: die Füße, bei den Zehen beginnend, die Schienbeine, die Knie, die Oberschenkel, Unterbauch usw. hinauf bis zur Stirn und dem Haaransatz. Dann geht es in umgekehrter Reihenfolge vom Haarsatz bis zu den Füßen – und dann das Ganze immer wieder von Neuem.

Jedes gedankliche Ansprechen eines Körperteiles knüpft eine neue Nervenverbindung

Jedes gedankliche Ansprechen eines Körperteiles knüpft eine neue Nervenverbindung, Mit jedem Andenken wird die Verbindung tragfähiger, wobei nicht nur ein Mal kein Mal ist, sondern leider auch noch zehn Mal kein Mal bleibt. Meist kann der Patient ja für sich alleine diese Benennungen durchführen und durchfühlen, er hat dann eine Aufgabe, kann selbst etwas für sich tun und dies wird ihn motivieren weiterzumachen.

Die Gelenke und Übergänge sind ebenfalls wichtige Faktoren. Der Hals geht vorne in die Brust über, der Nacken geht hinten über in den Kopf und in den Rücken, im Knie geht der Unterschenkel über in den Ober-

schenkel. Man kann die Gelenke sowohl als Verbindung als auch als Teilung bezeichnen. So ist die Taille eine Verbindung, wenn man aufrecht stehen will, und eine Teilung, wenn man sich setzen möchte.
Es ist spielerisch hinzuweisen auf die Körperteile, in Fragen zu kleiden, damit der Kranke die Verbindung bei sich selbst herstellt. Zunächst wird geordnet, in der richtigen Reihenfolge gefragt, dann auch wild durcheinander, oben, unten, vorne, hinten: Wo ist das linke Knie, die rechte Hand? Zunächst kann der Patienten nur hinsehen zum angesprochenen Körperteil, später vielleicht auch schon hinfassen.

Danken und loben Sie Ihren Körper für die gemachten Fortschritte

Die Fortschritte erkennen und anerkennen ist wichtig, dem Körper zu danken ist es gleichfalls; auch ihn zu loben ist deshalb sehr gut, weil eine emotionalere Beziehung zum Körper, die in der Psychologie als libidinöse bezeichnet würde, die Verbindung zu ihm stabilisiert, sie positiv einfärbt, und dankbare Gedanken eine positive Schwingung in Körper und Seele bringen, die vielleicht lange Jahre unter mangelnder Aufmerksamkeit gelitten haben.

Therapie eines MS-Kranken mit Gleichgewichtsproblemen im Sitzen

Was ist zu tun, wenn ein MS-Kranker zwar wieder sitzt, das Gleichgewicht aber nicht halten kann und immer wieder zu einer Seite sinkt?
Wenn der Patient nach rechts zu sinken droht, dann muss die linke Seite stabilisiert werden.
In diesem Fall ist es gut, erst einmal dieser Neigung des Körpers nachzugeben, zum einen, um sie zu fühlen, zum anderen zur Beobachtung.

Gedankenkraft ist Nervenkraft

Gedankenkraft ist Nervenkraft. Allein der Gedanke: »Stopp, nicht so weit!« kann diese Bewegung nach vielfachem Andenken aufhalten.
Und dann beginnt man wieder sich zu fragen:
»Wie sitze ich, spüre ich meine Sitzhöcker, wie spüre ich die Stuhllehne, wie stehen meine Füße auf dem Boden?«
Ein Gesunder kann mit baumelnden Beinen in luftiger Höhe auf einem Ast sitzen, eine gelähmte Person braucht jedoch beim Sitzen guten, sicheren Kontakt zum Stuhl, zum Boden und Halt im Rücken.
Wenn der Patient dazu neigt, nach rechts zu sinken, dann spürt er auf der linken Seite den erforderlichen Kontakt nicht ausreichend.
Um dem zu begegnen, ist es zunächst wichtig, sich aus der Neigung zur rechten Seite ganz in die Senkrechte aufzurichten.
Hilfreich wird es sein, sich auf das Brustbein zu klopfen, wie auf den Seiten 158ff. ausführlich beschrieben. Sodann verlagert man in dieser nun aufgerichteten Haltung sein Gewicht auf den linken Sitzhöcker und spürt dann seinen Körper auf der linken Seite durch:

Wenn meine linke Schulter nach vorne gesunken ist, dann kann ich mein Gewicht nicht auf dem Sitzhöcker spüren, weil es dort gar nicht ankommt – aufgrund der Schwerkraft liegt es außerhalb des Körpers! Also linke Schulter zurück und nochmals das Gewicht nach links verlagern. Vielleicht den Kopf so weit nach links fallen lassen, dass das Ohr die linke Schulter fast berührt. Dann den Kopf wieder aufrichten.

Jeder Haltung genau nachspüren

Die Körpermitte ansprechen – wo sitzt der Kopf? Sein Platz sollte in dieser Stellung oben und in der Mitte sein, nicht nach vorne und nicht nach hinten geneigt.
Wenn diese Stellung genau gespürt wird, dann wird der Patient auch bemerken, wenn er wieder nach rechts zu sinken droht.
Der Bewegung nach rechts dann ruhig ein kleines Stück nachgeben, dann wieder die eindeutige Bestimmung denken: »Stopp, nicht so weit.«
Nun muss zunächst die klare Vorstellung des Aufrechtsitzens kommen. Einige Male andenken, dann aufrichten, das Gehirn speichert dies.

Wichtig: eine klare Vorstellung der Bewegung

Andenken der Sitzhöcker – welchen spüre ich deutlich, welchen nicht?
Dann die klare Bestimmung: Gewicht nach links verlagern. Schon wird der linke Sitzhöcker deutlicher spürbar.
Dabei immer den Körper auf der linken Körperseite durchspüren, vom Kopf bis hinunter zu den Füßen.
Wie stehen meine Füße, was passiert, wenn ich meinen linken Fuß fest in den Boden drücke?
Bekomme ich dadurch mehr Halt? Spüre ich die Kraft in die Wade aufsteigen, in den Oberschenkel?

Die Gehbewegung vorbereiten

Nehmen Sie Ihre Körperhaltung wahr.
Setzen Sie sich auf einen Stuhl und lehnen Sie sich bequem an. Achten Sie auf eine gerade Körperhaltung. Beobachten Sie ein wenig Ihre Atmung, ohne sie irgendwie zu verändern, und lassen Sie Ihre Gedanken zur Ruhe kommen. Seien Sie ganz präsent – wenn es geht, lassen Sie die Augen offen.

Seien Sie ganz präsent

Fangen Sie an, sich die Lage Ihrer Körperteile zu vergegenwärtigen. Beginnen Sie mit dem Kopf: »Mein Kopf ist oben«, gehen Sie dann entlang der Rückseite nach unten: Spüren Sie Hinterkopf, Halswirbelsäule, Brust- und Lendenwirbelsäule. Stellen Sie sich die Wirbelsäule in ihrer senkrechten Lage vor, mit ihren natürlichen Biegungen. Sie ist die Achse, an der wir uns aufrichten.
Gehen Sie weiter zum Gesäß. Spüren Sie den Kontakt zur Sitzfläche. Versuchen Sie, sich Ihr Becken vorzustellen. Spüren Sie den Kontakt Ihrer Oberschenkel, erst auf einer Seite, dann auf der anderen. Gehen Sie weiter – Kniekehlen, Rückseiten der Waden, Fersen und schließlich die Fußsohlen, alles einzeln (sprechen Sie Ihre Körperteile immer mit: »Mein …« und der genauen Lagebeschreibung an: »Meine Füße sind unten, meine Zehen zeigen nach vorne …«).

Spüren Sie den Kontakt zum Boden

Spüren Sie den Kontakt zum Boden, fühlen Sie die Fersen, die Ballen und auch die Zehen ganz deutlich.
Vielleicht wäre es jetzt Zeit für eine Pause, machen Sie sie, wenn Sie möchten.

In der gleichen Weise können Sie jetzt die Vorderseite Ihres Körpers wahrnehmen: Beginnen Sie bei den Zehen eines Fußes, gehen Sie über zum Spann. Stellen Sie sich die Lage Ihrer Schienbeine vor (wieder einzeln), stehen sie senkrecht oder leicht schräg? Wo sind die Knie? Schauen sie nach vorne? Wie ist die Ausrichtung der Oberschenkel? Sind sie gerade oder schräg nach innen oder außen gedreht?

Wie fühlt sich Ihr Bauch an?

Gehen Sie weiter zum Bauch: Spüren Sie dort die Atembewegung? Wie fühlt sich Ihr Bauch an? Ist er beim Sitzen verspannt oder können Sie bereits locker sitzen?

Gehen Sie weiter zur Brust und zum Brustbein, spüren Sie dort der Atembewegung nach, ohne sie irgendwie zu verändern. Stellen Sie sich Ihr Gesicht vor. Wo befinden sich die Augen, wo Ohren, Mund und Nase – und wie fühlen sie sich an?

Vielleicht ist es sinnvoll, diese Übung in kleinere Portionen zu verteilen

Vielleicht ist es sinnvoll, diese Übung in kleinere Portionen zu verteilen. Wenn Sie im Anschluss daran die nun durchgespürten Körperteile auch völlig durcheinander ansprechen, verknüpfen Sie Ihre Nervenleitungen immer intensiver.

Gehen Sie jetzt von der reinen Vorstellung zur ersten Bewegung:
Sitzen Sie bequem auf einem Stuhl, Stellen Sie die Füße ungefähr hüftbreit nebeneinander und spüren Sie den Bodenkontakt Ihrer Füße.
Konzentrieren Sie sich jetzt auf einen, sagen wir den rechten Fuß und denken Sie an den Fußballen; nehmen Sie alle Signale wahr, die von dort kommen. Z.B. den Druck der Unterlage, Wärme, Kühle, Kribbeln …
Konzentrieren Sie sich als Nächstes auf die rechte Fer-

se und spüren Sie dorthin. Lassen Sie sich genügend Zeit.

Beginnen Sie jetzt, sich abwechselnd auf Ballen und Ferse zu konzentrieren, und stellen Sie sich dann die Abrollbewegung des Fußes vor:

Denken Sie »Ballen«, rollen Sie (nur in der Vorstellung) den Fuß auf den Ballen, die Ferse hebt ein wenig ab.

Denken Sie dann »Ferse«, rollen Sie den Fuß auf die Ferse, Zehen und Fußballen heben ein wenig ab.

Wiederholen Sie diese Vorstellung einige Male und finden Sie dabei Ihren eigenen Rhythmus.

Wenn es geht, beginnen Sie jetzt diese Bewegung tatsächlich zu machen. Erst ganz klein und dann etwas größer.

Wichtig: mit dem kranken Fuß etwas mehr üben als mit dem gesunden

Wichtig ist, dass ein »kranker« Fuß etwas mehr beübt wird als ein gesunder, wobei immer beide Füße anzusprechen sind, weil einer vom anderen lernen kann. Eine Bewegung im Wechsel rechts/links zu machen ist immer gut, denn unsere Bewegungen folgen einem natürlichen Rhythmus – außerdem braucht man eben zwei Beine, um zu gehen.

Probleme beim Stehen und beim Gehen

Was ist zu tun, wenn ein MS-Kranker zwar wieder steht, sich aber immer festhalten muss?
Hier liegt sicher noch ein Problem des Gleichgewichtes vor. Ein Grundbaustein der SoWi-Therapie – die räumliche Orientierung (s. z.B. auf den Seiten 147ff.) – muss noch intensiver ausgebaut werden.
Der weitere Punkt ist, dass die Beine noch nicht als ganz sichere Stützen begriffen werden. Wahrscheinlich stimmt der Kontakt der Füße zum Boden nicht. Die Sohlen werden nicht als große Fläche erlebt, sondern nur in Teilbereichen gespürt.
Es ist wichtig, die Füße wahrzunehmen und gleichzeitig auch deren Bodenkontakt anzusprechen. Meist sind die Füße bei gelähmten Menschen der schwächste Punkt, bei dem sie die größten Probleme haben.

Meist sind die Füße bei gelähmten Menschen der schwächste Punkt

Die Zehen sind oft durch Sehnenverkürzungen verformt, oft auch durch jahrelanges Tragen von ungeeigneten Einlagen verkrümmt, die zwar zunächst als Erleichterung empfunden worden waren, aber zu Fehlstellungen geführt haben. Die Achillessehne ist häufig durch Spastik im Wadenbereich verkürzt, die Zehen verkrampfen sich dadurch schnell und machen ein Stehen und später das Abrollen des Fußes unmöglich … Aber genug der Negativpunkte!

Als vorbereitende Maßnahme zum Stehen ist es sehr wichtig, die Füße – die Zehen, die Knöchel und die Muskulatur – zu pflegen und sie vorsichtig zu kräftigen. Dabei muss man auf alles verzichten, was erneu-

Zunächst sollten die Füße gepflegt und gekräftigt werden

te Spastik auslösen könnte. Es muss wieder Zutrauen zu den Füßen gefunden werden, was mit ganz kleinen Erfolgen leichter zu erreichen ist, als wenn man sich überfordert und dann scheitert …

Schon im Sitzen kann man seine Füße trainieren

Man kann bereits sehr viel im Sitzen dazu beitragen, dass Füße wieder belastbarer werden: Man kann versuchen, barfuß den Untergrund immer besser zu spüren, mit den Zehen einen Bleistift zu greifen usw.
Auch hier geht die Vorbereitung der Bewegung mit der klaren Bestimmung dessen einher, was man zu tun beabsichtigt. Also sagen Sie sich: »Zehen krümmen, den Bleistift damit greifen.«
Gesunde, kräftige Füße und Zehen tragen den Körper verlässlich.

Tun Sie nicht den zweiten Schritt vor dem ersten

Tun Sie nicht den zweiten Schritt vor dem ersten: Sicheres Stehen ist die Voraussetzung, um wieder zu gehen.
Wenn Ihnen das Stehen noch nicht richtig gelingt, dann ist dies eine erneute Aufforderung, den Körper in der Vorstufe des Stehens, nämlich im Sitzen erneut durchzuspüren.
Also: Wie entspannt kann ich sitzen, wie locker ist meine Rückenmuskulatur dabei? Kann ich entspannt um meine Mitte kreisen, ohne einen bestimmten Bereich zu verkrampfen?

Genau dieser Bereich, der Ihnen jetzt beim Sitzen Schwierigkeiten macht, wird es vermutlich später beim Stehen ebenso sein.
Also: zurück zum Sitzen, zurück zum Fühlen, zurück zur genauen Bewegungsvorgabe.

Wenn man erst seit kurzem an Multipler Sklerose erkrankt ist

Nehmen wir den Fall einer jungen Frau, der die Diagnose MS erst vor kurzem gestellt wurde. Sie hatte während der letzten Monate diffuse, immer wiederkehrende Symptome wie Schwindel und Müdigkeit entwickelt. Nachdem sie plötzlich nicht mehr richtig gehen konnte, wurde in der Klinik eine MS diagnostiziert und mit einer Kortisonbehandlung begonnen. Ihre Ausfälle haben sich dadurch fast vollständig zurückgebildet, trotzdem bleibt die Diagnose bestehen. Um ein weiteres Fortschreiten der Erkrankung zu verhindern, sind zwei Faktoren zu beachten:

Schwindel und Müdigkeit sind oft die ersten MS-Anzeichen

Die seelische Seite

Bei dieser Patientin ist der Weg zurück zur Gesundheit noch nicht so weit wie bei einer seit langem bestehenden Erkrankung. Es ist wichtig, die seelische Situation wahrzunehmen, in der man sich beim Auftreten der ersten Symptome befand. Vielleicht gelingt es herauszufinden, welches Muster sich dahinter verbirgt. Vor allen Dingen sollte der jungen Frau bewusst werden, wie sie sich in all ihren Beziehungen verhält. Wie geht sie mit belastenden Situationen um, kann sie sich davon befreien? Schluckt sie viel, übernimmt sie zu viel Verantwortung? Erlebt sie Beziehungen als belastend?

Wie ging es Ihrer Seele beim Auftreten der ersten Symptome?

Es kann hier nicht darum gehen, den Menschen zu ändern, zu dem man eine irgendwie problematische Beziehung hat. Gleichgültig, ob es der Chef ist, der Vater, eine Freundin oder auch die eigenen Kinder, es geht immer darum, die Eigenständigkeit zu bewahren, zur eigenen Sichtweise zu stehen. Ein Kompromiss ist nur dann ein Kompromiss, wenn jeder ein Stück nachgibt, beide Partner sich verständigen und man sich an einer Stelle trifft, die für beide annehmbar ist.

MS-Patienten haben häufig hohe Erwartungen – an sich und andere

Menschen mit Multipler Sklerose haben leider oft ein Kommunikationsproblem: Sie sind sich nicht immer im Klaren darüber, dass sie sehr viel erwarten, von sich und von anderen, dies allerdings nicht zu formulieren wagen. Mit diesen hohen Erwartungen sind sie schnell enttäuscht, fühlen sich nicht ernst genommen und ärgern sich unentwegt darüber, ohne einmal wirklich ihre Wünsche und Erwartungen zu formulieren.
Sich nicht klar abgrenzen und schlecht Nein sagen zu können, sorgt für weitere Konflikte, die auch nur innerlich schwelen.
Es ist meist eine Vielzahl solcher Verhaltensweisen anzutreffen, und das Knäuel wird umso unübersichtlicher, je länger die Krankheit schon andauert. Je früher man sich dieser inneren Konflikte bewusst wird, desto besser lernt man, sie zu lösen.

Holen Sie sich fachkundige Hilfe beim Psychologen

Die Auslöser für MS zu entdecken hilft dabei, nicht immer wieder in einen Krankheitsschub hineinzulaufen. Ich empfehle ernsthaft, sich dafür die fachkundige Hilfe eines Psychologen zu holen, denn im psychischen Bereich liegt der Auslöser für die körperliche Krankheit: Man hat sich selbst verloren.

Noch ein Letztes: Loslassen ist unsere schwierigste Übung, für den Menschen mit Multipler Sklerose möchte ich das Loslassen eines Problems als Hauptaufgabe im psychischen Bereich bezeichnen. Verfallen Sie nicht in die Gewohnheit, sich permanent mit einem ausstehenden Konflikt zu beschäftigen. Wenn Sie ihn momentan nicht lösen können, dann schaden Sie sich selbst am meisten, wenn Sie gedanklich immer wieder alle Wenn und Aber durchspielen. Sie geraten

dabei immer tiefer in völlig nutzlose Gedankenspielereien.
Sie werden lernen zu erkennen, wann Sie Ihre Kräfte zum eigenen Wohl sinnvoll einsetzen können oder auch müssen und wann Sie diese durch ein Sich-Festbeißen an einem Konflikt nur ergebnislos verschleißen. Üben Sie bei allen sich bietenden Gelegenheiten ganz bewusst dieses Loslassen, gerade für Neuerkrankte ist es unendlich wichtig, gar nicht erst in diesen Kreislauf zu geraten!

Die körperliche Seite

Dieser jungen Frau muss bewusst werden, dass sie Gefahr läuft, auch den Zugang zu ihrem Körper mehr und mehr zu verlieren. Ich weiß, dass der Schock darüber, dass der Körper nicht mehr das tut, was man so selbstverständlich von ihm erwartet, tief in die Knochen fährt und es ganz schnell zu seiner kompromisslosen Ablehnung kommt. So verständlich das ist, so falsch ist es auch. Jetzt am Anfang, so kurz nach der Diagnose, ist es noch leichter, den eigenen Körper zurückzugewinnen, Sonja berichtet oft davon, wie gut Neuerkrankte therapierbar sind, wenn es ihnen zum eigenen Wohl gelingt, diese Ablehnung ihres Körpers zu durchbrechen. Es muss ganz klar gemacht werden, dass sich der Körper bei fortschreitender Erkrankung leider zwangsläufig zu einem knallharten Gegner entwickeln wird, wenn man nicht aus diesem Kreislauf aussteigen kann. Es geht also auch hier um die Hinwendung zum Körper – wenn man ihn auch nicht gleich überschwänglich lieben kann, so ist es zumindest ein guter Einstieg, ihn wenigstens zu mögen. Sie selbst können jetzt eine ganze Menge tun, um Ihre Lage zu verbessern – glauben Sie also kein Wort, wenn Ihnen jemand sagt, dass man nicht viel machen könne. *Glauben Sie vor allem nicht, dass Sie selbst nichts machen könnten.*

Neuerkrankte sind besonders gut therapierbar

Die Elemente der SoWi-Therapie zur Erinnerung – Beginnen Sie jetzt!

Spüren Sie Ihren Körper in jeder Situation

Machen Sie sich Ihren Körper bewusst bei allem, was Sie tun. Verlassen Sie ihn nicht, sondern versuchen Sie ihm näher zu kommen. In jeder Situation sollten Sie sich bemühen, Ihren Körper und den Kontakt zu spüren, den Sie in genau diesem Moment über ihn zum Boden oder auch zur Liegefläche haben.

Fragen Sie sich konkret: »Wie sitze ich? Spüre ich beide Seiten meines Gesäßes gleich intensiv, ist eine Seite diffuser wahrnehmbar als die andere?«

Beim Sitzen hat man Kontakt zur Unterlage – das Gesäß, die Oberschenkel berühren den Stuhl, der Rücken vielleicht eine Lehne. Man kann beginnen, ein wenig hin und her zu rutschen, sich von einer Seite zur anderen zu bewegen – was tut sich dabei? Pendeln Sie um Ihre Mitte herum, machen Sie sich klar, was Sie dabei empfinden.

Die unterschiedliche Belastung des Beckens löst sofort Bewegungen der angrenzenden Gliedmaßen aus. Fragen Sie sich: »Habe ich spontanen Zugriff auf meine Rückenmuskulatur, kann ich aufrecht sitzen, ohne zu verkrampfen? Wo sind dabei meine Schultern? Nach vorne gesunken? – Dann kann ich die Arme schlecht heben. Sitzt der Kopf in der Mitte zwischen den Schultern, wo sein Platz ist, kann ihn mein Nacken aufrecht halten? Schauen meine Augen nach vorne oder blicken Sie zu Boden?

Wer zusammengesunken sitzt, kann nur schlecht aufstehen

Wer zusammengesunken dasitzt, kann, wenn sich diese Haltung einschleift, irgendwann nur noch schlecht aufstehen. Stellen Sie sich vor, wie Sie aufgerichtet dasitzen und dann richten Sie sich auf! Bleiben Sie nicht permanent in dieser Haltung, als hätten Sie ein Lineal verschluckt: Bewegen Sie sich auf Ihren Sitzhöckern ein wenig nach vorne, ein wenig zur Seite – und dann finden Sie wieder zurück zur Mitte. Beobachten und spüren Sie, was Ihre Füße, Beine und Arme tun, während Sie sich so mit Ihrem Körper vertraut machen. Vergessen Sie nicht, Sie sind für ihn verantwortlich, Sie selbst können ihn aus seiner misslichen Lage befreien; der erste Schritt dazu ist, ihn in allen seinen Teilen wieder spüren zu lernen.

Machen Sie sich mit Ihrem Körper vertraut

Machen Sie sich immer bewusst, was Sie im Augenblick gerade tun. Das hilft Ihnen auch dabei, sich nicht permanent mit Ihrer Krankheit zu beschäftigen – es bleibt Ihnen auch keine Zeit dafür. Ob Sie nun in der Küche Kartoffeln kochen, mit ihren Kindern spielen, Musik hören oder zur Türe müssen, weil es geläutet hat – tun Sie alles so bewusst wie irgend möglich. Wenn Ihnen der Briefträger einen Einschreibebrief und einen Stift für die Unterschrift überreicht, nehmen Sie alles ganz bewusst in Empfang. Nehmen Sie die Bewegung Ihrer Hände und Schultern wahr, die Gewichtsverlagerung. Stehen Sie in jeder Situation bewusst auf Ihren Füßen. Gerade dass die Beine irgendwann versagen könnten, ist ja eine der größten Ängste bei MS. Aber sie werden nicht versagen, wenn Sie wieder lernen, sie voll zu spüren, sie selbstbestimmt zu setzen. Und wenn Sie das noch gar nicht verlernt haben, dann trägt die – in jeder Situation – ganz bewusste Wahrnehmung Ihres Körpers dazu bei, dass Ihnen das auch nicht passieren wird.

Machen Sie sich immer bewusst, was Sie im Augenblick gerade tun

Fragen Sie sich: »Wie stehe ich? Ist die Belastung auf beide Beine verteilt, spüre ich gleichmäßig den Kontakt beider Füße zum Boden?« Wenn nicht, dann ist es hilfreich, das Gewicht immer wieder auf die nicht so deutlich spürbare Körperseite zu verlagern. Sicher ist es dieselbe Seite, die Sie auch beim Sitzen nicht so deutlich fühlen. Diese Körperseite hat also Defizite, ihr soll künftig Ihre Aufmerksamkeit ein bisschen stärker gelten; der häufige Wechsel von links nach rechts ist jedoch hilfreicher als die nur einseitig auf die schwächere Seite konzentrierte Belastung.

Wenn Sie konzentriert gehen können, also sonst keine Ablenkung haben, dann sagen Sie sich im Rhythmus Ihrer Bewegung z.B.: »Fuß abrollen«, »Linken Fuß abrollen« oder noch besser: »Abrollen von der Ferse bis zu den Zehen«.

Übungen bei Koordinationsproblemen

Möglicherweise haben Sie beim Gehen auch Schwierigkeiten bei der Koordination der Armbewegungen mit den Beinbewegungen. Auf den folgenden Seiten finden Sie eine gute Übung, die speziell auch für dieses Problem hilfreich sein könnte. Sie ist ganz hervorragend dazu geeignet, die rechte Gehirnhälfte mit der linken zu harmonisieren, die Koordination der Arm- und Beinbewegungen zu verbessern und so Ihre Beweglichkeit schrittweise wieder zu steigern. Sie ist in den folgenden Zeichnungen dargestellt.

Bevor Sie anfangen: kommen Sie im Körper an!

Koordinationsprobleme?

Gönnen Sie sich in völliger Entspannung einige tiefe Atemzüge, bevor Sie anfangen. Kommen Sie im Körper an! Bei der folgenden Bewegungsvorstellung geht es darum, dass Sie so zackig marschieren wie ein Paradesoldat.

Am besten wählen Sie hier den traumhaften Einstieg: Träumen Sie davon, dass Sie so marschieren wie die englischen Soldaten bei der Wachablösung vor dem Buckinghampalast.

Vielleicht gelingt es Ihnen nur (oder besser) im Sitzen, ideal wäre es, sich auf einen Bürostuhl mit Rollen zu setzen, der sich unter Ihnen bewegen lässt.
Die Knie eines solchen Soldaten werden dabei sehr hoch gehoben.

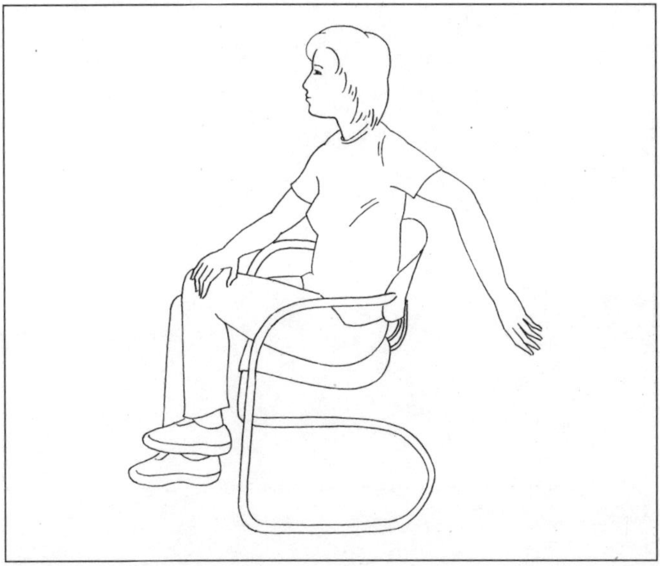

Abb. 1

Die rechte Hand berührt das linke Knie, dann die linke Hand das rechte Knie

Bei unserer Koordinationsübung (Abb. 1) geht nun die rechte Hand mit einer diagonalen Körperdrehung über die Körpermitte weg hinüber zur linken Körperseite, der linke Arm geht gestreckt nach hinten.
Die rechte Hand und das linke Knie (das dabei natürlich angehoben werden muss) berühren einander, im Wechsel geht dann die linke Hand über die Körpermitte nach rechts und trifft das rechte Knie, während der rechte Arm gestreckt nach hinten geht. Sie marschieren wie ein Soldat, rechts/links im Wechsel.

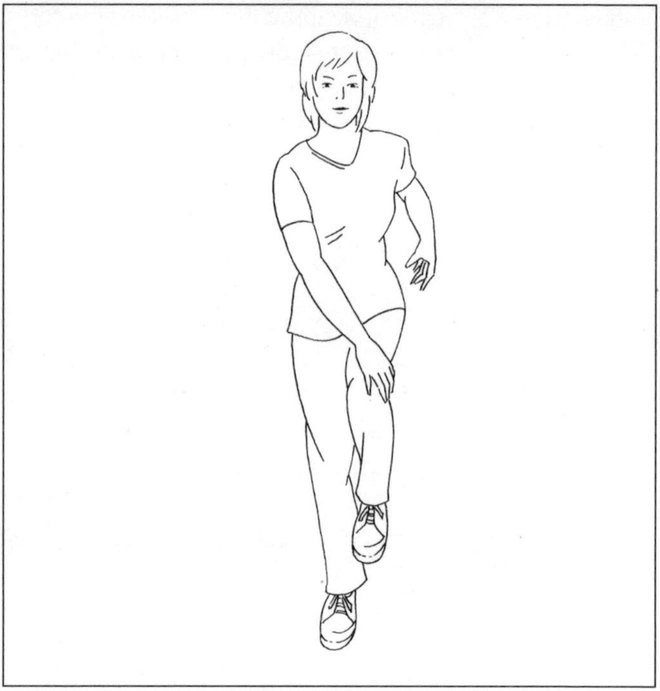

Abb. 2

Im Stehen (Abb. 2) sollten sie es nur bzw. erst dann versuchen, wenn Sie dies frei und sicher können.

Sie können auch versuchen, die Knie mit den Ellenbogen zu berühren

In unseren Zeichnungen haben wir nur die Berührung von rechter Hand und linkem Knie gezeigt. Sie können auch versuchen, mit dem rechten Ellenbogen das linke Knie (und mit dem linken Ellenbogen das rechte Knie) zu berühren. Das ist natürlich schwieriger. Wenn sich Knie und Ellenbogen dabei anfangs noch nicht wirklich berühren, ist das nicht schlimm; es ist sogar besser, es sich nur vorzustellen, solange die Bewegung noch nicht möglich ist. Wir wissen ja: Die Vorstellung trainiert die dazu erforderlichen Synapsen ebenso gut.

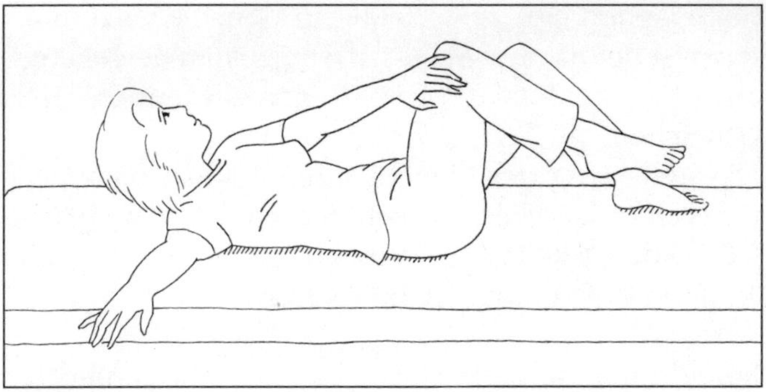

Abb. 3

Abb. 3 zeigt, dass auch ein Bettlägeriger diese Übung ausführen kann; gerade er wird anfangs überwiegend mit seiner Vorstellung arbeiten, sich nur *vorstellen*, wie sein linker Ellenbogen (bzw. die linke Hand) das rechte Knie (bzw. Bein) berührt, bevor er in der Realität zunächst liegend, dann im Sitzen und später im Stehen damit beginnen kann.

Stellen Sie sich die Bewegungsabläufe beim Joggen vor

Darüber hinaus ist es gut, wenn Sie sich die Bewegungen beim Joggen (Koordination der Arme und Beine) immer wieder vorstellen.
Oder auch, wenn Sie dagegen keine zu großen Vorbehalte haben, die Bewegungen, die Kinder mit den Armen machen, wenn sie eine Eisenbahn nachmachen, dieses Sch-sch-sch … Ihre Arme werden sich dabei ganz automatisch diagonal zu den Beinen bewegen.

Spüren Sie bei jeder Gelegenheit in Ihre schwächere Seite hinein

Spüren Sie, wann immer sich eine Gelegenheit ergibt, in Ihre schwächere Seite hinein, machen Sie sich den Fuß – Fußsohle, Zehen, Ferse und Knöchel – bewusst. Wenden Sie sich ihm mit liebevoller Aufmerksamkeit zu. Wenn es bereits eine tatsächliche Behinderung

beim Gehen gibt, eine deutliche Gangbildverzerrung, dann ist der nächste Schritt, die einzelnen Bewegungsabfolgen Ihrer intakten Seite so genau wie möglich zu erforschen.
Die Bewegung des Gehens führen Sie so häufig wie möglich in Gedanken durch. Stellen Sie sich vor, wie Sie rhythmisch und harmonisch gehen, wie Sie über Treppen laufen, über Bäche springen.

Irgendwann führen Sie die gedanklich erprobten Bewegungen tatsächlich aus

Irgendwann ist dann der Zeitpunkt gekommen, an dem man in Gedanken erprobte Bewegungen in der Realität ausführt, vertrauend auf die eigenen Beine, die eigenen Füße. Wie ein kleines Kind, das irgendwann aus Neugierde den Tisch oder die Hand der Mutter loslässt und losrennt – voller Freude, voller Zuversicht und Begeisterung.

Was ist ein Schlaganfall?

Das erschreckendste Symptom des Schlaganfalls ist die plötzlich (»schlagartig«) auftretende Halbseitenlähmung. Wenn das Sprachzentrum, das bei Rechtshändern in der linken Hirnhälfte lokalisiert ist, mitbeteiligt ist, kann es zu einer zusätzlichen Sprachstörung (Aphasie) kommen. Die häufigste Ursache, auch für leichtere Schlaganfälle, ist ein Blutgerinnsel, das sich an den Herzklappen oder an arteriosklerotischen Herden in der Halsschlagader gebildet hat. Es wird vom Blutstrom losgerissen, bleibt schließlich in einem Hirngefäß stecken und verstopft es.

Die häufigste Ursache, auch für leichtere Schlaganfälle, ist ein Blutgerinnsel

In diesem Fall spricht man von einer Hirnerweichung oder einem Hirninfarkt. Wesentlich seltener ist die Hirnblutung, wobei es zum Zerreißen eines Hirngefäßes kommt, sodass sich Blut unter dem Druck des Herzschlages in das Hirngewebe hineinwühlt. Während der Hirninfarkt oft schmerzlos auftritt, geht die Hirnblutung mit rasenden Kopfschmerzen einher. Letztere ist sicherlich die dramatischere Erkrankung, wird sie jedoch überlebt, sind die Rückbildungschancen der Lähmung nicht selten günstiger als beim Hirninfarkt.

Hirnblutungen sind relativ selten

Auch beim Schlaganfall ist sie unabdingbar – die liebevolle Hinwendung zum eigenen Körper.
Beim Schlaganfall fällt es den meisten Patienten extrem schwer, die schlagartig veränderte »Befindlichkeit« ihres Körpers anzunehmen. Die Ablehnung des eigenen Körpers führt dann dazu, dass jeder Lebensmut, jede Zuversicht verschwindet.

Den Körper anzunehmen, ist aber, wie Sie mittlerweile wissen, eine der Grundvoraussetzungen für den Erfolg der SoWi-Therapie.

Nur mit Aufmerksamkeit können Sie Ihren Körper wieder erreichen

Nervenverbindungen können nur neu geknüpft werden, wenn die innige Anteilnahme am eigenen Körper dabei mithilft. Je mehr Aufmerksamkeit Sie in die Körperregionen lenken, die von Lähmung betroffen sind, desto sicherer werden Sie Ihren Körper wieder erreichen.

Sie werden sich an den Schlaganfallpatienten erinnern, der seinen kranken Körper mit dem Namen Bruder Leib als hilfsbedürftig und krank annehmen konnte und der sich schon damit auf dem Weg der Besserung befand. Den kranken Körper von Anfang an zu lieben, wäre natürlich das Allerbeste, es ist jedoch oft nicht realistisch, das gleich von Anfang an zu erwarten.

Positive Zuwendung zum Körper fördert die Heilung

Die Wichtigkeit dieser positiven Zuwendung zum Körper zu verdeutlichen, wäre eine Aufgabe der Therapeuten, mit denen der Erkrankte aufgrund des Schlaganfalles nun zu tun haben wird.

Diese positive Zuwendung zu sich selbst, zum Körper ist zur Heilung unbedingt notwendig. Und gerade weil es bei Schlaganfällen ja häufig zu sehr schnellen Rückentwicklungen der Symptomatik kommen kann, ist der Erfolg dieser liebevollen Zuwendung besonders schnell sichtbar und ermutigt den Patienten, weiter an seiner Heilung zu arbeiten.

Die Erfahrungen mit der SoWi-Therapie generell zeigen, dass schon ein kleiner Erfolg zum tieferen Verständnis dieser Therapie führt – und damit natürlich weitere Erfolge begünstigt.

Therapie nach einem Schlaganfall

Gehen wir bei diesem Schlaganfall von einer halbseitigen Lähmung aus. Hier ist es sehr wichtig, immer mit beiden Seiten zu arbeiten, die gesunde Seite also gleichfalls anzusprechen. Eine Hälfte des Körpers ist gestört – man darf jetzt nicht so tun, als hätte man bloß noch die kranke Körperhälfte, sonst schaltet die gesunde Seite auch noch ab.

Bei halbseitiger Lähmung immer mit beiden Seiten arbeiten

Und diese gesunde Seite kann sehr viel zur Unterstützung der kranken Seite beitragen.

Durch den Pfropfen, der bei einem Schlaganfall die Durchblutung bestimmter Teile im Gehirn stört, können vorübergehend sehr viele Bereiche betroffen sein. Während dieser Pfropfen abgebaut wird, bilden sich manchmal einige Symptome ganz spontan zurück. Gerade in dieser erfreulichen Phase sollte es gelingen, eine liebevolle Beziehung zum Körper aufzubauen, was in Phasen der Stagnation natürlich schwerer fallen wird.

Die räumliche Orientierung ist auch bei Schlaganfallpatienten sehr wichtig, die Begriffe links und rechts sollten – auch in Gedanken für sich alleine – permanent verwendet werden (die Türe ist rechts von mir, das Fenster links usw.); das Gehirn spricht jedes Mal auf diese Bezeichnungen an, auch wenn man nicht sofort eine Reaktion bemerkt.

Die räumliche Orientierung ist auch bei Schlaganfallpatienten sehr wichtig

Im Laufe der Therapie wird man dann die erkrankte Seite sicher intensiver aktivieren.

Für die Therapeuten bedeutet das, die kranke Körperhälfte öfters anzusprechen. Die Lage, in der sich die Körperteile befinden, die behandelt werden, muss immer ganz beschrieben werden. Die einzelnen Körperteile – die linke Hand, die linke Kniescheibe, der linke Fuß sind anzusprechen, ebenso auch die andere, gesunde Körperhälfte; schon die verbale Verwendung der Begriffe links und rechts schafft innerhalb des Gehirns des Patienten wieder die Verbindung sowohl zu den geschädigten als auch zu den nicht betroffenen Körperbereichen.

Auf keinen Fall darf man dabei völlig einseitig werden – obwohl nur die rechte bzw. linke Seite betroffen ist, muss man sich trotzdem den ganzen Körper zurückholen.

Spüren, spüren und nochmals spüren

Es heißt: spüren, spüren und nochmal spüren, sämtliche Körperteile erfühlen und neue Kontakte zu ihnen knüpfen.

Als Therapeut sollte man dem Erkrankten dabei helfen, seine Arme und Beine durch Interaktionen miteinander zu verbinden. Wenn er mit seiner Hand auf sein Bein greifen kann, vielleicht sogar darauf klatschen, dann führen häufige Wiederholungen dazu, dass das Bein sich irgendwann wie von selbst in Richtung Hand bewegt.

Therapeutisch ist es darüber hinaus wichtig, dass in allen Bereichen, die vom Behandler berührt werden, Lage, Temperatur und Beschaffenheit der Haut so klar wie möglich angegeben werden.

Das Gehirn muss wieder geschult werden

Zur Schulung des Gehirns, zur Neuverknüpfung der Gehirnzellen kann man dabei zunächst geordnet nach Körperregionen vorgehen – ebenso wichtig ist es aber, wieder gedankliche Verknüpfungen von nicht betroffenen Körperteilen zu den entsprechenden erkrankten Bereichen zu schaffen, als z.B. das gesunde linke Bein wie oben beschrieben (s. S. 198ff.), dann das funktionsgestärkte rechte Bein.

Bei Sprachstörungen ist wichtig, nicht nur den Mund

und den gesamten Mundraum anzusprechen, sondern viel umfassender vorzugehen.
Der ganze Kopf, die Haare, die Ohren, der Hals, die Kehle, der Nacken, das Gesicht, Kehle und Zunge, Mundraum und Hände, Finger und Zähne sind wichtig.
Gesicht, Mund, Lippen werden berührt, so oft wie möglich sanft gecremt, gestreichelt, geklopft, gespannt und gelockert, damit der Kranke einen erneuten inneren Kontakt zu dieser Region knüpft (s. Piaget S. 110ff.).
Der gesamte Mundraum muss dem Kranken bewusst werden. Er soll mit der Zunge (sobald wieder Bewegungen mit ihr möglich sind) den Mundraum erkunden, die Zunge herausstrecken, sie zusammenrollen.
Wird der Mundraum gleichmäßig gespürt, sind beide Mundwinkel geschlossen – oder hängt eine der beiden Gesichtshälften herunter? Der Gedanke »Schlucken« führt oft schon nach einigen Wiederholungen dazu, dass der Speichelfluss spontan unterbrochen und der Mund zumindest geschlossen bleibt.

Auch wenn Sie noch nicht wieder sprechen können: Denken Sie Wörter an

Sie können noch nicht wieder (richtig) sprechen, aber wer hindert Sie daran, Wörter immer wieder anzudenken? Stellen Sie sich vor, mit welchen Bewegungen des Mundes, der Lippe und der Zunge diese ausgesprochen werden. Üben Sie diese Bewegungen immer wieder in Gedanken – irgendwann werden Sie diese Wörter auch richtig aussprechen können.

Ein Schlaganfall tritt von einem Tag auf den anderen auf, plötzlich ist ein Kranker mit einer erschreckenden Realität konfrontiert: Die Körperfunktionen fallen schlagartig aus, eine sehr schwere Krankheit ist ganz plötzlich da.
Bei MS kämpft der Patient vielleicht schon seit vielen Jahren gegen die unterschiedlichsten Symptome an. Die Verschlechterungen kommen schleichend, Au-

ßenstehende bemerken oft lange nicht, dass man krank ist, weil die Symptome mit eisernem Willen, solange es irgend geht, unterdrückt werden.
Mit MS verbindet sich für den Betroffenen meist eine lange Krankheitsgeschichte, während ein Schlaganfall ein plötzlicher Schicksalsschlag für den Erkrankten ist, mit dem trotzdem deshalb nicht einfacher umzugehen ist.

Ein Schlaganfall-Patient erinnert sich noch leichter an Bewegungen

Aber bei ihm liegt die Zeit der Beweglichkeit noch nicht so lange zurück, er kann sich deutlicher daran erinnern und Bewegungen deshalb in seiner gedanklichen Vorstellung oft leichter aktivieren als jemand, der bereits seit Jahren unter Multipler Sklerose leidet. Insofern unterscheiden sich MS-Kranke von Schlaganfall-Patienten, obgleich der Leidensdruck unter einer ganz plötzlichen Entfremdung des Körpers gleichfalls sehr hoch ist.
Verzweifeln Sie nicht – vertrauen Sie darauf, dass sich Ihre Beschwerden bessern werden!

Was ist die Parkinson'sche Krankheit?

Die Parkinson'sche Krankheit ist durch die drei Symptome Tremor (Zittern), Rigor (erhöhter Muskeltonus) und Hypokinese (verarmte Bewegungen) charakterisiert.

Zur Parkinson'schen Krankheit gehören: Tremor, Rigor und Hypokinese

Berühmte Parkinson-Betroffene sind Papst Johannes Paul II. und der ehemalige Boxweltmeister Mohammed Ali. Eine Erkrankung vor dem 50. Lebensjahr ist selten. Meistens beginnt sie mit einer langsamen Veränderung des Gangbildes. Die Körperhaltung wird zunehmend gebeugter, die Arme schwingen beim Gehen nicht mehr richtig mit, und die Schritte werden immer kleiner.

Typisch ist der maskenhafte Gesichtsausdruck

Typisch ist auch der Gesichtsausdruck mit einer maskenartigen Verarmung. Schon bald kann ein Zittern der Hände dazukommen, das im Laufe der Zeit immer ausgeprägter wird und verstärkt in Ruhe auftritt (Ruhetremor). In fortgeschrittenem Stadium ist der Muskeltonus erhöht, es handelt sich dabei um einen zähen, gleich bleibenden Widerstand, der vielleicht am besten mit dem Biegen eines Bleirohrs verglichen werden kann. Man spricht von einem Rigor.

Die Parkinson'sche Krankheit – ein Therapieansatz

Hier geht es um die von Sonja gemachten Erfahrungen in der Therapie eines noch ziemlich jungen, an der Parkinson'schen Krankheit leidenden Mannes. Die Therapievorschläge dürften jedoch für viele Parkinson-Kranke von Nutzen sein, genau wie sämtliche weiteren Elemente der SoWi-Therapie.

Auch Parkinson-Kranke müssen Ihren Körper wieder spürend erfahren

Als sehr einschränkende Symptome stehen die immer kleiner werdende Schrittlänge und die ständig gebeugte Körperhaltung im Vordergrund. Auch hier ist es wichtig, genau wie bei Schlaganfall- und Multiple-Sklerose-Patienten, den Körper in den betroffenen Körperteilen aufs Neue spürend zu erfahren.

Bei Parkinson im Anfangsstadium ist es relativ schnell möglich, durch reine Gedankenkraft die Entwicklung umzukehren, also z.B. die Schritte wieder größer werden zu lassen.

Im Falle dieses Patienten wurde es bereits nach kurzer Zeit schon als sehr hilfreich empfunden, beim Gehen ganz konzentriert zu sein und im Rhythmus der Schritte den Gedanken »Ganz große Schritte« immer wieder zu setzen.

Dem Gehirn eindeutige Bewegungsvorstellungen liefern

Durch ständige Wiederholung dieses einfachen Satzes, der dem Gehirn eine ganz klare Bewegungsvorstellung lieferte, veränderte sich die Schrittlänge ziemlich schnell, die Schritte wurden wieder größer.

Auch die gebeugte Haltung des Körpers ließ sich gut beeinflussen, nachdem der Patient nicht nur erlernt hatte, in seinen Rücken hineinzuspüren, sondern auch Nacken, Hals und Schultern anzusprechen und die

Schultern gezielt zurückzunehmen. So gelang es ihm bald, sich zunächst – für eine kurze Zeit – tatsächlich aufzurichten.

Bitte nicht überfordern

Natürlich ist auch hier wichtig, nicht in die Überforderung hineinzugeraten, sondern dieses Aufrichten durchzuführen, nur so lange, wie das dem Patienten locker möglich ist.
Dann die Vorstellung des Aufrichtens beenden, durchatmen, entspannen, sich ruhig zusammensinken lassen.
Anschließend die gedankliche Vorstellung erneut aufbauen und wieder beginnen.
Die sehr detaillierte und immer wieder durchgeführte Wahrnehmung des Gesichtes, von Hals, Nacken und Schultern mit gezielter Ansprache der Gelenke führte innerhalb von kurzer Zeit dazu, dass sich die Beschwerden insgesamt deutlich besserten.

10.
Dokumente einer Heilung

Briefe an und von Sonja

Etwa eineinhalb Jahre nach der ersten Begegnung mit dem Werk von Feldenkrais schreibt Sonja einen Brief an den Chefarzt der Schlossberg-Klinik, in der sie sich seit Jahren regelmäßig behandeln ließ. Darin schildert sie ihre Entwicklung seit dem letzten Klinikaufenthalt im Dezember 1986.
In diesem Schreiben wird die Entwicklung deutlich, die Sonja in ihrem Gesundungsprozess durchmachte.

Sonja musste bei null anfangen

Sehr geehrter Herr Professor Fünfgeld!
Im Nachhinein möchte ich mich noch für Ihre freundlichen Zeilen vom Dezember vergangenen Jahres bedanken. Zu der Zeit ging es mir noch sehr schlecht und wie Sie wissen, musste ich bei null wieder beginnen. Mit einem Erguss und einer Lungenentzündung war ich nach Hause zurückgekehrt. Noch lange, sehr lange hatte ich schlimme Schmerzen in Oberbauch- und Rippenbereich. Meine Sehkraft war bis zum Mai dieses Jahres noch sehr stark eingeschränkt mit sehr starken Doppelbildern und sehr großer Lichtempfindlichkeit. Ich muss sagen, es ging mir lange noch sehr schlecht bei einem ständigen Auf und Ab. Und wieder gelang es mir, mit eiserner Gelassenheit und großer Geduld, mit viel Mut und Zuversicht, aus dieser schlimmen Situation herauszukommen. Bis ca. Mitte Mai benötigte ich in der Wohnung noch den Rollstuhl. Wieder habe ich mit meiner Therapie nach Feldenkrais neue Erfahrungen gemacht und meine Beobachtungen und Vergleiche verhalfen mir zu einer Gewissheit der Richtigkeit meiner zuvor dargelegten Behauptungen.

Nur mithilfe dieser Therapie wird es uns möglich sein, die MS in den Griff zu bekommen – und auch nicht eines der bisherigen Mittel wäre wohl in der Lage, uns auf dem Weg der Heilung zu helfen. Besserungen wären nur kurzfristig angezeigt, und die Krankheit würde bei bei der nächsten Gelegenheit, die irgendwelche Spannungen auslöst, doppelt hart zuschlagen.
Sie und alle Ihre Kollegen können ein Lied davon singen, und ich möchte meinen, dass sich niemand, auch kein Arzt, der diese Krankheit nicht am eigenen Leibe erlebt, eine Vorstellung von der Gemeinheit und Tücke, von dem wahnsinnigen, oft unerträglichen Zustand machen kann, von dem Zwang, dieses ertragen zu müssen in schlimmer Hilflosigkeit, eigentlich schon lange Zeit, bevor es uns in den Rollstuhl zwingt.

Sonja lebt jetzt gut mit ihrer Krankheit

Ich lebe mit ihr, dieser Krankheit, jetzt gut und anders, ich habe wunderbaren Erfolg zu verbuchen und gerade deshalb habe ich einmalige Vergleichsmöglichkeiten. Fast täglich noch schlägt sie zu, aber ich habe gelernt, diese Schläge abzufangen, und täglich mache ich neue Erfahrungen und erlebe interessante Dinge.
Aber ich muss sehr fleißig sein, darf nicht müßig werden mit meinen Bewegungen – und ich spüre, bei längerem Ruhen, wie schnell er noch erstarrt, dieser Körper, obwohl inzwischen Verbrennungsschmerz und eisiges Kältegefühl besiegt sind, jetzt wieder Übergang zum Gefühl von Erfrieren, wieder Kribbeln und Taubheit, wie vor Jahren. Diese Beschwerden sind also klar rückläufig. – Die Krankheit rollt wie ein Rad rückwärts und ich erlebe alle Stationen noch einmal.
Und alle, die mich jetzt sehen, mit meinen oft leichten und schönen Bewegungen, sie müssen denken, da ist ein gesunder Mensch. Keiner ahnt auch nur, wie schlimm sich dieser Körper immer noch anfühlt, ja, anfühlen muss, und mancher würde unter dieser Last zusammenbrechen. Ich habe es gelernt, auch dieses be-

wusst zu ertragen und darüber hinaus mit ganz klaren Vorstellungen im Denken und Handeln meine Nerven mit diesen neuen Aufgaben gezielt, aber sanft und ausdauernd, zu schulen, sie wieder zur Aufnahme ihrer Tätigkeit zu veranlassen und – dieses Rezept klappt. Mitbetroffene, mit denen ich bereits in der Therapiegruppe und auch zu Hause arbeite, haben es ebenso erkannt und bestätigt. Nur, was ich in der Erkenntnis meiner Krankheitssituation lernte und was mir dabei zufiel, müssen sie erst erlernen. Und viel anderes dazu müssen sie lernen: Gelassenheit, das Hinnehmen der auch unangenehmen Dinge, das Abfangen, damit die Psyche nicht belastet wird, weil sie eben jede Spannung registriert, sie keine weitere Belastung unserer Nerven zulässt; dass kein guter Wille, keine Energie, etwas zu wollen, mehr nützen, sondern ins Gegenteil umschlagen. All das erkannte ich erst, seit ich lernte, auch und sicher gerade mit dieser Krankheit bewusst zu leben. Aber viele Hilfen benötigen Betroffene zusätzlich, weil bei den meisten die Energie und Ausdauer schwinden, eben weil es über den eigenen Willen nicht mehr zu erreichen ist. Ihnen muss von allen Seiten Hilfe und Beistand geleistet werden. Wie ein kleines Kind ins Leben hineinwächst, so behutsam, so liebevoll, so verständnisvoll muss uns zur Seite gestanden werden. Es geht nicht ohne die Bereitwilligkeit unserer Umgebung, uns Zeit und Ruhe zu lassen, damit wir mitdenken können, wenn wir etwas tun, wenn wir handeln möchten, eben wieder lernen wollen. Behutsam muss man uns anfassen. Ein hartes, spontanes Zugreifen ist keine Hilfe, sondern behindert uns. Ruhe, Gelassenheit, Harmonie, Freude sind für alle Menschen gut, für uns aber lebenswichtig. So hat sich auch gezeigt, dass die bisherige Art der Krankengymnastik in den meisten Fällen nicht aufbauend wirken konnte, da man nicht wusste, dass Bewegungen gedanklich mit eingeleitet werden müssen – indem man uns Zeit lässt, ih-

MS-Kranke brauchen Zeit und Ruhe

re Steuerung, auch mithilfe Zweiter, wahrzunehmen und die Bewegung fühlen zu können, damit unsere Nerven sie als neue Aufgabe registrieren können. Und so sehe ich immer wieder die MS: durch Spannungen heraufbeschworene Überforderung des ganzen Menschen. Sicher haben sich zunächst Verkrampfungen gebildet (eine Masse von Zelleinengungen?), dann Verhärtungen und durch die Krankheitssituation immer mehr Einengung (der Zellen) – so zeigt sich doch unsere Krankheit. Einengung, Eingepanzertsein; Freude und positive Einflüsse erweitern unsere Zellen, lassen kurzweiliges Aufleben erkennen, geben wieder etwas Lebensraum, lockern die Spannung, die Fesseln (Erklärung der Schübe, des ständigen Auf und Ab).

So sieht Sonja die MS: durch Spannungen heraufbeschworene Überforderung des ganzen Menschen

Tausend Beobachtungen habe ich in dieser Richtung machen können, 1000 Erklärungen habe ich gefunden – und sie sind handfest, das können inzwischen viele andere MS-Patienten bestätigen. Wenn nichts dazwischenkommt, werde ich am 9.9. meinen nächsten Aufenthalt in der Schlossberg-Klinik antreten. Ich freue mich sehr darauf und hoffe, dort weitere Fortschritte zu erreichen. Bitte, geben Sie mir Gelegenheit, Ihnen und Ihren Kollegen zu berichten und zu erklären, zu beweisen, auch anhand anderer Patienten, geben Sie bitte die verständliche Zurückhaltung auf.
Sie alle wissen, wie wir von MS-Betroffenen, dass irgendetwas falsch gelaufen, falsch erkannt sein muss – wir müssen gemeinsam diesen neuen Weg beschreiten! Es gibt ein Heraus!

Sonja Wierk erinnert sich im Mai 2002 an die Geburtsstunde der SoWi-Therapie. Sie schreibt an einen Neurologen, der sich für ihre Therapie interessiert.

Im Therapieraum der Schlossberg-Klinik fanden sich alltäglich, auch sonntags, vor dem Abendessen Interes-

sierte und neugierige Patienten zusammen – und hier überraschten mich die ungeahnten Erfolge, die sich bei verschiedenen Teilnehmern einstellten.
Das fing damit an, dass jemand spontan aus dem Rollstuhl aufstehen konnte, jemand anderes berichtete, einfach in seinem Zimmer aufgestanden und ein paar Schritte normal und leicht gelaufen zu sein, er habe plötzlich sehen können, sich selbst wieder duschen oder sich die Haare waschen, die Schuhe, die Jacke anziehen können. Immer wieder berichtete jemand von diesen Überraschungen. Der Beweis also, dass verloren gegangene Bewegungs- oder Handlungsvorgänge plötzlich möglich waren, wie bei mir – aber meistens auch ebenso schnell wieder verloren gingen.
Dieses Erleben lässt sich nach meiner Meinung und nach meinen Erfahrungen erklären als glücklicher Moment, eine seelische Verfassung also, die schlagartig zulässt, dass sich Verkrampfungen lösen, und die sogar den gesamten Körper von ihnen befreit und somit freie, normale, oft sogar schöne Bewegungen und Funktionen zulässt.

Wichtig: den Kopf freischalten, ohne Zwang und Erwartungen denken

Dieses konnte geschehen, weil wir uns zuvor liebevoll unserem Körper und damit auch uns selbst zugewandt hatten, uns erinnerten und spontan etwas taten, ohne zu vergleichen und zu prüfen. Den Kopf freischalten, denken, ohne zu zwingen, ohne zu erwarten, denn diese Bestimmungen und Forderungen würden von unserer Psyche nicht zugelassen.
Hier also ist angesagt, in aller Gelassenheit sich wiederzufinden, so, wie man ist, zuzulassen, was geschehen ist im Laufe der Zeit, und zu erkennen und zu erhalten, was für kurze Momente möglich und wahr geworden ist.

Male dir die Möglichkeiten aus, habe Geduld und begreife, dass es eine ganze Weile dauern kann, bis über

dein zuversichtliches Denken und Wünschen sich unser spannungsgeladener Zustand zurückbilden wird, zunächst im Kopf, dann in Körperteilen und Organen.
Lass dir Zeit, vertraue deinen Gedanken, finde Worte, die du deinem Gehirn als Anweisung gibst, um dir helfen zu können. Du allein weißt, was mit dir und deinem Körper geschehen muss, fordere an und wiederhole, immer wieder, bis du Herr deiner Gedanken, deiner Worte und deiner Empfindungen sein wirst. Der gesamte Umwälzungsprozess nimmt selbstverständlich auch Jahre in Anspruch, je nachdem, wie auch unser Alltag verläuft, wie wir damit, mit uns und mit unserem Umfeld umzugehen verstehen – wir müssen umdenken, umlenken, umlernen.

Nur du allein weißt, was mit dir und deinem Körper geschehen muss

Aus meinen Erfahrungen und Erlebnissen kann ich berichten:
Bei Patienten mit all den Erkrankungen, die mit Lähmungen und Verkrampfungen, mit Bewegungsschwierigkeiten einhergehen, ist immer die Verbindung zu ihm als Person herzustellen, sowie der Hinweis auf seinen Körper. Möge man ihn aufmerksam machen auf den Moment, auf das Jetzt. Was tut man, wo ist man, was sieht man oder hört man, was berührt man oder was fühlt man, was möchte man tun, wie fühlt man sich und wie fühlt man seinen Körper, wie möchte man ihn fühlen, wie ihn anders fühlen, erleben?
Viele Fragen, viele Beobachtungen in einem vertraulichen Gespräch stellen Verbindungen her, lösen unbemerkte Konflikte.
So erlebt: Ein Parkinson-Patient hat in wenigen Tagen gelernt, er selbst zu sein. Ein starrer Gesichtsausdruck, farblos und maskenhaft, wich einer rosigen Durchblutung, spielerisch lernte er, sein Trinkglas zu halten und es mühelos zum Mund zu bringen, mühelos mit dem Glas den Kopf zu heben und zu trinken, dabei fließend

zu atmen. Er griff zielbewusst zu seinem Schuh, den ich weit unter seinem Stuhl versteckt hatte, er ging um seinen Stuhl herum, frei und leicht; Mitpatienten meinten, er sei in einer Kosmetikbehandlung gewesen. Nach wenigen Tagen dieser Zusammenarbeit wagte er allein einen Spaziergang in der Klinikanlage am Berg, er sprang mit mir an der Hand die Treppe rauf und runter, voller Glück, voller Freude. Ein Brief seiner Ehefrau bestätigt dieses. Nach einigen Wochen bekomme ich einen Anruf und sage ihm erstaunt: »Du hörst dich an wie ein junger Mann« – seine Antwort: »So fühle ich mich auch.«

Ähnliche Situationen erlebte ich mehrfach, vielfach Ansätze von Veränderungen und Verbesserungen, auch leichte Rückfälle, wie bei mir selbst, kommen vor, durch teilweise Überanstrengung oder sonstige belastende Einflüsse. Immer ist ein Zu- oder Weiterlernen möglich und nötig über längere Zeit.

So sollte man beispielsweise beim Üben an Riesen- oder Storchenschritte denken, um normale Schritte zu erreichen, um die inzwischen eingetretene Zurückhaltung aufzulösen und ein freies Vorwärtsgehen zu ermöglichen.

Eine MS-Patientin, die sich täglich mit ihrem kleinen Sohn nur durch unverständliche Laute am Telefon unterhalten konnte, lernte den Namen ihres Jungen klar auszusprechen und ihm zu sagen: »…, hier ist Mama«, so klar, so deutlich, dass sie selbst wie auch ich erstaunt waren und in Freudentränen ausbrachen. Später schrieb sie mir, sie hätte inzwischen in einer Behinderteneinrichtung eine Arbeit aufgenommen.

Viele Briefe mit Erfolgsmeldungen kommen bei Sonja an

Viele Briefe erreichen mich mit dankbaren Erfolgsmeldungen, viele bitten weiter um Rat und Hilfe. Viele warten noch auf Antwort, weil ich dem Massenansturm von Fragen und Hilferufen nicht gewachsen bin, man möge verstehen.

Brief einer Seminarteilnehmerin an Sonja, Juli 2002

Liebe Frau Wierk!
Im Juni durfte ich Sie beim Tagesseminar in Nürnberg erleben. Ich kannte Ihre Geschichte nur sehr vage, saß die erste halbe Stunde da und dachte immer nur: Das ist ja so einfach, kann das sein, gibt's das … Frau Wierk, dieser Tag mit Ihnen war das Beeindruckendste, was ich je erlebt habe, weil ich jetzt begriffen habe, dass Heilung möglich ist, dass sie in mir selber liegt und ich das steuern kann. Trotz positiven Denkens fehlte mir der Mut, wirklich an gesunde Körperfunktion zu glauben. Die Hilfeversuche meiner Kinesiologin, das Engagement meines Physiotherapeuten (Nervenanbahnung durch PNF) erreichten nicht mein Herz, mein Üben war nicht »stimmig«. Die Worte der Ärzte »Leider unheilbar, probieren Sie nichts Alternatives …«, haben mich seit der Diagnose vor vier Jahren unglaublich blockiert. Lange Zeit konnte ich nicht mehr schwimmen, die Kraft fehlte, die Beine krampften in jeder Lage, danach war ich nur noch kaputt …
Mein Befinden seit dem Seminar:

Deutlich besseres Befinden nach einem von Sonjas Seminaren

Ich trau mir mehr zu, gehe wieder schwimmen, Bekannten fällt mein verbessertes Gangbild auf, der Therapeut wundert sich – es ist plötzlich mehr Kraft da, Muskeln lockern sich, Bewegung wird geschmeidiger, wenn ich die Bewegung intensiv andenke, die Kraft in den Oberschenkeln konzentriere, dann geht's – ich übe das Gehen im Flur, ca. fünf Meter, und bin ganz fasziniert, dass meine Beine tatsächlich das tun, was ich intensiv denke …
Liebe Frau Wierk, der Tag mit Ihnen hat unglaublich Positives »in Bewegung gebracht« bei mir. Ich danke Ihnen ganz ganz herzlich für die Energie und Kraft, mit der Sie Ihre Erfahrungen weitergeben!

Brief einer ehemaligen Kursteilnehmerin an Sonja, Dezember 2000

Es gibt nichts Schöneres, als mit seinem Körper in Zwiesprache zu sein

Liebe Sonja, vielleicht kannst du deinen Kursteilnehmern ausrichten, dass es einfach wunderschön ist, sich nach deiner Methode mit dem Körper und mit den Bewegungen zu beschäftigen; ich kann mir eigentlich nichts Schöneres vorstellen, als meinen Körper zu fühlen und mit ihm in Zwiesprache zu sein. Ich wende deine Methode auch bei meiner Gymnastik an und auch wenn ich behutsames Fitnesstraining in der krankengymnastischen Praxis mache. Nicht gelingen will es mir, wenn ich schnell irgendwohin gelangen möchte. Auch übe ich mein Vorstellungsvermögen, um mich gedanklich gehen zu sehen. Aber ausdauernd und immer spielerisch sich mit dem Körper beschäftigen und dabei insgeheim die Muskulatur zu trainieren, ich denke, dieses ist der Erfolg deiner Methode.

Nur bewundernswert und fast nicht zu fassen ist, dass du deine Therapie mit so viel Energie und Überzeugungskraft weitergeben kannst und dass du dich so liebevoll den Einzelnen zuwenden kannst.

B. Fell (bekannt durch ihre Diplomarbeit »Training zur Visualisierung bei MS«) schreibt im Juli 2001:

... Dieser Tag in Nürnberg hat mich – trotz der wenigen Zeit, die ich da war, bereichert. Es war mir vieles eine Bestätigung dessen, was auch ich in meiner Arbeit weitergebe und es ist schön zu sehen, dass ich damit nicht alleine stehe.

In dem Visualisierungstraining habe ich die Körperwahrnehmung nach Sonja Wierk als einen Hauptpunkt der dritten Sitzung mit hineingenommen und es fügt sich wie ein Baustein, der mir noch gefehlt hatte. Die

Arbeit am Körper ist eine gute Ergänzung zur Visualisierung; dabei empfinde ich gerade den Punkt der Neugierde als so psychologisch wertvoll. Denn viele verkrampfen sich in dem unbedingten Wunsch, wieder laufen oder stehen zu können, und das führt dann nicht unbedingt weiter.

Psychische Phänomene beeinflussen körperliche Krankheiten

... Der Einfluss, den psychische Phänomene auf körperliche Erkrankungen haben, wurde u.a. durch den so genannten Placebo-Effekt bei medizinischen Studien deutlich. Der heilende Effekt eines Präparates ohne medikamentösen Wirkstoff kann nur der Wirkung des Körpers und somit den Selbstheilungskräften des Körpers zugeschrieben werden.

... Diese Selbstheilungskräfte scheinen durch unsere Gedanken und Vorstellungen und durch unseren Glauben an die Wirkung verstärkt zu werden. Denn sonst würde es nicht zu solch adäquaten Reaktionen des Körpers kommen. Wir können die Selbstheilung also bewusst lenken ... Die Technik der Visualisierung gilt als eine spezielle Form der geistig-schöpferischen Vorstellung. Unter Visualisierung wird die bildliche Vorstellung einer Krankheitsbekämpfung und eines Heilungsprozesses in Bezug auf die Erkrankung verstanden. Berichte von Patienten zeugen immer wieder von der Wirkung, die sie durch die Visualisierungstechnik erreicht haben ...

Ein MS-Patient schreibt Weihnachten 2001 an Sonja:

... Nun zu »meiner« MS. Ich nehme derzeit die Mithilfe eines Psychotherapeuten in Anspruch. Ziel ist, eine Brücke zur SoWi-Therapie zu bauen. Zurzeit arbeiten wir mit Jacobson, zur Entspannung und Körperwahrnehmung. Das liegt mir sehr. Inzwischen habe ich ihn so weit (nach langem Kampf), dass er mir SoWi »abnimmt«.

Das hat seinen Grund. Ich habe vor etwa sechs Wochen Parästhesie (anormale Körperempfindungen wie Kribbeln und Einschlafen der Glieder) in der linken Hand bekommen. Das war der Zeitpunkt, als wir mit Jacobson begonnen haben. Ich war total geschockt. Mit Jacobson erreicht man einen sehr intensiven Bezug zu seinem Körper. Nach ca. vier bis fünf Wochen intensiven SoWi-Trainings wurde die linke Hand nahezu normal. Das ist das erste Mal, dass bei mir Symptome zurückgegangen sind. Ich war total aus dem Häuschen und überglücklich. Das ist für mich die Bestätigung: Es funktioniert! Ich denke, dies (das Erfolgserlebnis) ist ein enorm wichtiges Ziel, das man unbedingt erreichen muss. Der Therapeut ist auch total begeistert. Nun haben wir sehr viel vor und werden wohl noch eine ganze Weile zusammenarbeiten …

Der Chefarzt der Kiliani-Klinik in Bad Windsheim bat Sonja im Frühjahr 1998, die von ihr aus der Feldenkrais-Arbeit entwickelte Methode im Rahmen der Rehabilitation von MS-Betroffenen einzusetzen. Zusätzlich zu anderen therapeutischen Maßnahmen nahmen ca. 20 MS-Betroffene an den SoWi-Kursen teil. Weitere 40 MS-Betroffene kamen an drei Samstagen zu einem jeweils dreistündigen Seminar. Durch das unmittelbare Erleben angeregt, verfasste eine Teilnehmerin nachstehenden Artikel:

Mit Feldenkrais wurde Sonja wieder sensibel für ihre eigene Befindlichkeit

… Frau Sonja Wierk, 71 Jahre alt, zierlich, lebhaft und agil, war selbst aufs Allerschwerste an MS erkrankt. Sie erfuhr nicht eine Spontanheilung, sondern fasste wieder Mut. Durch die Feldenkrais-Methode wurde sie einfühlsam für ihre eigene Befindlichkeit. Ihr Handwerkszeug, wieder Bewegungen und Beweglichkeit zu entwickeln, wurden das »Vordenken« und das »Ansprechen« der Bewegungsvorhaben und der dazu nötigen Ausführungsorgane.

Frau Wierk leitet die vom vielen Bemühen Erschöpften an, Verständnis für ihre Entmutigung zu haben. Sie weiß, wie lange es braucht, dass aus Ataxie, Spasmus, Koordinationsversagen oder auch Kraftlosigkeit eine kleine gezielte und ihr Ziel erreichende Handlung wächst und entsteht. Und wohl gerade deshalb wird sie nicht müde, ganz konkret dazu anzuleiten.

Sie geht dem nach, wohin die Bewegung wollte, die im Spasmus erstarrt blieb. Sie löst den Krampf mit großer Behutsamkeit, aber gibt nicht auf, liebevoll und geduldig neu zu ermuntern. Gegen alle Negativerfahrungen fordert sie auf, doch wieder zu wünschen und zu wagen. In kleinste Schritte aufgelöst, wird aus dem Wollen die Vorstellung, das Erfühlen der Bewegung, das Benennen der dabei zu erwartenden Körperempfindungen (z.B. durch die Berührungs- und Lageveränderungen). Und aus der Gegenwärtigkeit und der Detailliertheit des Plans entsteht schließlich die Bereitschaft und Kraft, ihn zu verwirklichen. Und dann, nach vielen Ansätzen vielleicht, ist eine Bewegung wieder da!

Wieder wünschen und wagen – trotz aller negativen Erfahrungen

Unsere Gruppe bestand aus 30 Teilnehmerinnen und Teilnehmern. Zum SoWi-Kurs trafen wir uns in ein oder zwei Gruppen nachmittags. Bei der Fortsetzung des Seminars werden mehr Gruppen mit spezielleren Aufgaben vorbereitet werden. Frau Wierk leitete Handlungen, Bewegungen, Bewegungsreihen an, bezog das Bewusstsein über Atem, über Gewichtsverlagerung, die Veränderung im Raum, die Auswirkung von Tageszeit, Stimmung und Wetter mit ein. Wir gingen mit, schwangen mit, fühlten mit, tasteten uns in Bewegungen hinein und ließen uns anstecken, sie zu versuchen.

Es gab auch Misslingen und Lachen, Anleitung und Hilfe für Einzelne, auch das Abwarten, bis das eigene Hirn eine Übung sozusagen freigab, bevor man sie wagen oder üben konnte. In der zweiten Woche eröffnete eine junge Frau die Nachmittagsrunde und berichtete

freudestrahlend von ihrem Triumph: Sie hatte sich morgens selbst geduscht und die Zähne geputzt und mittags den Löffel halten können!
Mir fiel plötzlich auf, wie viele Gesichter sich entspannt hatten und sich mit viel wacheren Augen als am Anfang dem Gegenüber entgegenhoben, voller Teilnahme am Geschehen rundherum. Einige achteten sorgsam darauf, ihre Füße abzurollen: Sie hielten sich für wert und fähig, Achtsamkeit auf ihre Bewegungen zu verwenden! Ich glaube, wir waren dort erfühlt und abgeholt worden, wo wir standen, jeder für sich. Von dort aus erfuhren wir einfühlsamen Beistand zu dem, was uns nur möglich war. Davon erwachte Zutrauen zu uns selbst, Mut zu fassen, herauszubekommen, wo's doch noch wieder weitergeht. Und – der Erfolg, so klein auch immer, macht Spaß und entfacht Ehrgeiz und lässt üben …
Gedankenkraft bringt Nervenkraft, und Nervenkraft bringt Muskelkraft. Das ist Sonja Wierks Motto. Mir will scheinen, es ist auch die alte Geschichte vom Schatz im Weinberg. Hätte noch jemand Lust, mitzugraben?

Brief an Sonja von einer Seminarteilnehmerin, die selbst mit MS-Kranken arbeitet, Mai 1995

Die SoWi-Therapie: das Tüpfelchen auf dem i?

… Nichts hat mich in den letzten Jahren so beeindruckt und motiviert wie das Seminar am 24./25. Mai 95 in Nürnberg mit Ihnen und Ihrer SoWi-Therapie. Obwohl ich seit über 15 Jahren der MS-Arbeit verbunden hin, viele Ansätze der Behandlung der MS studiert habe, so fehlte immer das i-Tüpfelchen. Wo war der Ansatz, die Beweglichkeit zurückzuholen? Das war stets die Frage.
Zu meiner Person: Ich leite seit Jahren Kurse für MS-betroffene Menschen bei uns an der Volkshochschule und arbeite ebenfalls seit vielen Jahren ehrenamtlich bei der

DMSG ... Seit drei Jahren verfolgen wir nun ein neues Konzept, und zwar für Neuerkrankte. Hier nun verfolgen wir den Ansatz: Nicht der Arzt, die Pille, das neue Medikament wird helfen (oder nur in akuter Situation), sondern zunächst muss der Mensch mit sich selbst zu der Erkenntnis kommen, dass keiner von außen helfen kann, wenn er nicht selbst an sich arbeitet. Dieses Umdenken ist gerade bei MS-Patienten außerordentlich schwer. Häufig ist die Krankheit ja der Ausweg aus einer Lebenssituation, mit der der MS-Betroffene einfach nicht fertig geworden ist, nun die Krankheit braucht, um sein Leben neu zu ordnen. In einer »Reparaturgesellschaft« ist dieses Umdenken neu und sehr anspruchsvoll ...

Niemand kann jemandem helfen, der nicht selbst an sich arbeitet

Bericht der Ehefrau eines Parkinson-Kranken, Sommer 1996

Zur Antriebssteigerung des stets sehr geringen Rigors erhielt mein Mann Akatinol. Wegen der zunehmenden Ödemneigung wurde PK-Merz völlig abgesetzt und die Akatinoldosis erhöht.
Die Möglichkeiten der physikalischen und physiotherapeutischen Maßnahmen mit Bewegungsbad, Gruppen- und Einzelgymnastik konnte mein Mann wegen seines schlechten Allgemeinzustandes nur selten in Anspruch nehmen.
Da mein Mann sich sehr viel von der Krankengymnastik der jungen, gut ausgebildeten Holländer versprach, nahm er diese Gymnastiktermine, wenn möglich, wahr. Nach dieser Anwendung musste er dann sofort ruhen, weil er anschließend sehr erschöpft war. Die Nerven und der Körper waren überfordert.
Wir hatten, ich erinnere mich genau, noch knapp 14 Tage Zeit, als man in der Klinik von einer Frau Wierk

sprach. Mein Mann und ich hatten das Glück, diese Frau am nächsten Tag kennen zu lernen.
Sie erzählte von der Feldenkrais-Methode und begann nach kurzer Einführung auch gleich mit der praktischen Anwendung. Mein Mann bekam dann Einzeltherapie.
Frau Wierk sprach davon, dass man seinen Körper fühlen muss, immer wieder, Tag und Nacht.
Die ruhige, angenehme Stimme entkrampfte schon, so haben wir es empfunden.
Während der notwendigen Bewegungen war nichts belastend oder anstrengend, im Gegenteil, es stellte sich ein Wohlbehagen ein. Im weiteren Verlauf der noch verbleibenden Tage hat Frau Wierk sich intensiv mit meinem Mann beschäftigt, bis sich dann, ich nenne es so, ein Wunder einstellte.
Mein Mann war aufgrund der Steifigkeit nicht in der Lage, auch nicht mithilfe der Krankengymnasten, allein aus dem Bett aufzustehen. Frau Wierk hat es mit der Feldenkrais-Methode erreicht. Es ist und bleibt für uns ein Wunder!

Die bisher praktizierte Krankengymnastik sollte in vielen Fällen geändert werden

Wir sind heute der Meinung, dass die bisher praktizierte Krankengymnastik in vielen Fällen geändert werden müsste.
Mein Mann arbeitet im Sinne von Frau Wierk, wie sie es uns gelehrt hat, weiter. Wir sind ihr für alles sehr dankbar …

Ein Facharzt für Nervenkrankheiten und physikalische. und rehabilitative Medizin schreibt im Januar 1999 in einer Stellungnahme zur SoWi-Therapie:

… Frau Sonja Wierk hat als Multiple-Sklerose-(MS-)Betroffene vor Jahren die Feldenkrais-Methode kennen gelernt und deren Förderung der funktionalen Integration und der »Bewusstheit durch Bewegung« für sich und

ihre damaligen MS-bedingten Fähigkeitsstörungen erfolgreich umzusetzen gelernt. In der Folge ist es ihr gelungen, aufgrund ihrer Erfahrung mit der von ihr entwickelten Adaptation dieser Bewegungslehre für das Krankheitsbild der MS ein eigenes Therapiekonzept zu entwickeln, die SoWi-Therapie, welche sie seither in Kursen mit MS-Betroffenen erfolgreich einsetzt.
Im vergangenen Jahr war Frau Wierk auf unsere Einladung hin zwei Mal in unserer Klinik, um solche Kurse mit unseren hier zur neurologischen Rehabilitationsbehandlung aufgenommenen MS-Patienten durchzuführen (vom 22.02.98 bis 08.03.98 und vom 12.10.98 bis 23.10.98).
... Die neurologische Rehabilitation von Multiple-Sklerose-Betroffenen aller klinischen Schweregrade stellt einen der Schwerpunkte unserer Rehabilitationsarbeit dar.

Die SoWi-Therapie richtet sich an Patienten aller Behinderungsgrade

Anlässlich der hier durchgeführten, jeweils 14-tägigen Kurse mit 25 bzw. 36 Teilnehmern wurden die SoWi-Kursstunden nachmittags im Anschluss bzw. in Ergänzung der üblichen übrigen Rehabilitationsanwendungen durchgeführt, mit Patienten aller Behinderungsgrade. Aufgrund der mit diesen Kursen gemachten guten Erfahrungen beabsichtigen wir, solche Veranstaltungen auch in Zukunft mit Frau Wierk durchzuführen, der nächste Kurs soll im April dieses Jahres stattfinden. Von vielen beteiligten Patienten habe ich nach Abschluss der Kurse sehr positive Rückmeldungen über die durchgeführte SoWi-Gruppentherapie erhalten, wobei auch immer wieder der über den Rehabilitationsaufenthalt hinausgehende Trainingsaspekt mit Fortsetzung der erlernten Übungen zu Hause, im Rahmen eines Heimtrainings, hervorgehoben wird. Auch ich persönlich habe mich im Rahmen meiner Supervision über die guten Erfolge der Therapie bei den Patienten überzeugen können.

Sonjas Konzept sollte auch von anderen Therapeuten genutzt werden können

Ein wichtiges Anliegen wäre nun, wenn Frau Wierk die Möglichkeit fände, das von ihr entwickelte Konzept und die von ihr über Jahre gemachten Erfahrungen damit auch anderen Therapeuten (so z.B. der in der Neurorehabilitation tätigen Physiotherapeuten und Ergotherapeuten) weitervermitteln zu können, um damit dieser Behandlungsmethode eine breitere Grundlage zu geben …

Eine Sozialpädagogin und Familientherapeutin schreibt in einem Erfahrungsbericht über ein SoWi-Therapie-Wochenendseminar im November 1998:

… Als freiberufliche Mitarbeiterin nahm ich an einem Seminar von Frau Sonja Wierk im Kreise mehrerer MS-Patienten, einiger Pflegekräfte und einer Bewegungstherapeutin des Hauses teil.
Seit fast sieben Jahren bin ich für die psychosoziale Betreuung der hier lebenden MS-Kranken tätig, leite zu diesem Zwecke eine regelmäßige Gesprächsgruppe und führe auch Einzelbetreuungen durch. Bei den hier lebenden MS-Patienten handelt es sich um Schwer- und Schwerstbetroffene mit erheblichen Bewegungsbeeinträchtigungen bzw. fast völliger Bewegungslosigkeit.
Frau Wierk vermittelte sehr anschaulich ihren therapeutischen Ansatz, leitete die mental vorbereiteten Bewegungen theoretisch und praktisch an und gab auch Anleitung zur sinnvollen Hilfestellung für die Betroffenen.
Frau Wierk überzeugte durch ihre Selbsterfahrung, die sich mit der Lebens- und Krankheitserfahrung der Betroffenen deckt, sodass sich diese sehr angenommen und verstanden fühlten und zugleich offen für neue Gedanken und Möglichkeiten wurden.
Für viele MS-Teilnehmer und auch für mich gab sie eine wertvolle Orientierung für eine modifizierte geistig-psychische Haltung der Erkrankung gegenüber. Vor allem

ihre Handlungsorientierung und ihr Appell zur geistigen, psychischen und physischen »Bewegung« wurde bei vielen als Botschaft gegen selbst gelebte Hoffnungslosigkeit, Apathie und Erstarrung verstanden. Mir als Therapeutin gab Frau Wierks Ansatz neue Ideen und Trainingsmöglichkeiten, die eigenständig oder in Verbindung mit anderen therapeutischen Mitteln angewendet werden können.

Positive Rückmeldungen auf Sonjas Seminar

Eine erste Rückmeldemöglichkeit in der auf das Seminar folgenden Gesprächsgruppe ergab eine Reihe positiver Aussagen zum Seminar, z.B.: »Eine sehr seriöse und gute Sache« oder: »Eine sehr erfahrene Frau« oder: »Nach einer Woche mentalen Trainings nach der SoWi-Therapie nehme ich wieder Körperpartien wahr, die ich lange Zeit nicht mehr bewusst erinnert habe!« Ein MS-Patient versicherte, dass er lange Zeit aus eigenem Antrieb in vergleichbarer Weise mit Erfolg an sich gearbeitet habe und daher bestätigen könne, dass mit diesem Ansatz Beweglichkeit »herbeigeführt« werden könne, die als spontane Bewegung nicht mehr möglich sei.

Die teilnehmende Bewegungstherapeutin plant, eine SoWi-Gruppe im Hause anzubieten, und hat hierzu die Zustimmung der Heimleitung erhalten. Das Interesse der Betroffenen zur Teilnahme an dieser Gruppe war bei einer ersten Nachfrage sehr groß ...

Ein Brief einer MS-Kranken, die an einem Vortrag von Sonja Wierk teilgenommen hat, Januar 1995

... Ihr Vortrag hat mich sehr beeindruckt, insbesondere dass Sie sich aus eigener Kraft und mit viel Mühe aus einem schlimmen MS-Verlauf weitgehend befreien konnten.

Ihre Darstellung Ihrer Vorgehensweise hat mich überzeugt, weil Sie Ihre ureigenen Erfahrungen dargelegt ha-

Rückschläge tun der SoWi-Therapie keinen Abbruch

ben. Ihre Heilmethode trifft meiner Meinung nach den Kern der Krankheit. Sie heilen durch Wahrnehmung und liebevolle geistige und körperliche Zuwendung die neurologischen Verbindungen zwischen dem Zentralnervensystem und den betroffenen Organen. Damit befinden Sie sich in guter Gesellschaft mit der Schulmedizin, die ja eine Beeinträchtigung dieser neurologischen Verbindungen diagnostiziert. Dass Sie den Heilungsprozess als langwierig – als nur in kleinen Schritten, bei mühevoller Kleinarbeit und z.T. mit Rückschlägen – charakterisieren, tut meiner Meinung nach Ihrer Heilmethode keinen Abbruch. Im Gegenteil, dies hat mich umso mehr von ihrer Qualität überzeugt, insbesondere wenn ich an die schlimmen Folgen der Krankheit und an die Ohnmacht der Schulmedizin denke. Ich möchte Ihnen daher herzlich dafür danken, dass Sie mir die Gelegenheit gegeben haben, Ihre eigenen Erfahrungen und Erkenntnisse kennen zu lernen.
Mein Interesse beruht darauf, dass ich ebenfalls an MS erkrankt bin, zum Glück bisher nur in leichter Form. Allerdings ist zwischen dem Kennenlernen Ihrer Heilmethode durch einen Vortrag und ihrer Umsetzung im Einzelfall ein langer Weg. In diesem Zusammenhang bin ich natürlich sehr daran interessiert, an einem Ihrer nächsten Seminare teilzunehmen …

Ein Seminartag

Im Folgenden beschreibt Sonja einen Seminartag, wie er immer wieder mit Teilnehmern stattfindet, die meist an sehr unterschiedlichen zerebralen Störungen leiden:

Wie immer haben wir bereits einige Worte miteinander gewechselt, denn die Seminare beginnen mit einem gemeinsamen Frühstück, während dessen die ersten Kontakte untereinander entstehen. Mir bietet sich dabei die Gelegenheit, dem gemeinsamen Nenner der Teilnehmer näher zu kommen, bevor wir uns in den Seminarraum setzen und mit unserer gemeinsamen Arbeit beginnen.
Ich sehe meist einige bekannte Gesichter unter den Anwesenden, es sind aber auch viele Neue hinzugekommen. Ich setze mich auf einen freien Stuhl mitten unter die Teilnehmer, begrüße die Gruppe.
Alles, was ab jetzt passieren wird, ist Therapie, es gibt keine langen theoretischen Erklärungen, wir beginnen sofort.
Zuallererst ist Orientierung im Raum angesagt, sich in die augenblickliche Situation einzufinden ist wichtig. Jeder wird von mir angeregt, nach rechts und links zu blicken, sich anzusehen, was gegenüber und hinter ihm ist.

Zuallererst ist Orientierung im Raum angesagt

Ich frage: »Was sehe ich, was spüre ich? Bin ich wirklich angekommen in diesem Raum und in diesem Augenblick, oder ist meine Aufmerksamkeit noch mit anderen Dingen beschäftigt? Sich selbst im Raum einzuordnen, nicht nur körperlich, sondern als ganze Person, ist das Erste, was wieder zu lernen ist.«

Auch sich aufzurichten, den Körper »durchzubewegen«. »Wie sitze ich, wo habe ich Kontakt zum Stuhl, wie stehen meine Füße auf dem Boden, was hat sich schon jetzt verändert mit dieser kurzen Selbstwahrnehmung?«

Als Nächstes kommt die Vorstellungsrunde

Als Nächstes kommt die Vorstellungsrunde. Jeder nennt seinen Vornamen und sagt darüber hinaus, was er gerne erzählen möchte. Meist erfahre ich bei dieser Gelegenheit, unter welcher Krankheit der Seminarteilnehmer leidet, welche konkreten körperlichen Probleme im Augenblick im Vordergrund stehen. Auch das psychische Befinden wird meist angesprochen und ebenfalls, was der Teilnehmer hier im SoWi-Seminar erreichen möchte.

»Ich möchte entspannter stehen lernen, wieder gehen natürlich auch.«

»Meine linke Hand ist ganz taub und dadurch gefühllos, was kann ich tun, damit ich mit ihr wieder besser greifen und arbeiten kann?«

Meine Antworten auf diese Fragen gelten immer für alle, denn gleichgültig, woher eine Lähmung kommt, gleichgültig, welchen Namen die Krankheit hat, alle haben das gleiche Problem und jeder kann am Beispiel des anderen seine eigenen Schwierigkeiten erkennen lernen und sie auch sofort angehen.

Weil Menschen mit Bewegungsstörungen sich bei allem, was sie tun, sehr konzentrieren müssen, ist ihre Wahrnehmung oft nur auf einen ganz engen Raumausschnitt gerichtet, ihr Blick geht nicht frei über die Umgebung, sie engen sich selbst dadurch ein. Und mit dieser Einschränkung geht der Blick für die (Um-)Welt mehr und mehr verloren. Ich rege also immer wieder dazu an, sich wenigstens im Sitzen der Umgebung voll zuzuwenden, den Raum zu erkunden, aus dem Fenster zu sehen, Geräusche wahrzunehmen. Jede Bewe-

gung, die man machen will, muss von den Augen angeführt, ganz genau vorgedacht werden, bevor sie ausgeführt werden kann. Vor dem großen Schritt sind meist erst einmal die kleinen Schritte erforderlich.
Die nächste Übung dazu ergibt sich logisch: Ich veranlasse die Teilnehmer, sich aufzurichten – wer zusammengesunken dasitzt, findet nicht den Übergang zum Aufstehen.

Wir versuchen, uns aufzurichten

Wir versuchen, uns aufzurichten. Gerade wenn eine Erkrankung schon seit längerem besteht, gelingt dies oft nur unter großer Anstrengung. Diese aufrechte Haltung über einen längeren Zeitraum beizubehalten ist manchmal schwierig und nur mit großer Anspannung möglich. Hier ist als Erstes zu lernen, dass nicht gut ist, was dermaßen anstrengt, und dass es besser ist, sich wieder zusammensinken zu lassen, auszuruhen und es dann erneut zu versuchen.
Eine Teilnehmerin fragt: »Warum kann ich mich nicht mehr so einfach aufrichten wie früher?«
Ich erkundige mich: »Was denkst du, wenn du dich aufrichten willst?«
Woran sie denkt? Sie zuckt mit den Schultern, wofür soll denn das gut sein, denkt sie sich dabei, ich sehe es ihr an. Doch die Gedanken, mit der wir unsere Bewegungen begleiten, sind das Allerwichtigste, wenn wir eine zerebrale Störung haben.
»Denk einige Male: aufrichten, aufrichten, aufrichten und warte dann, was passiert.«
Ich lenke ihren Blick auch auf die Atmung. Bevor man etwas tut, atmet man automatisch tief ein, und beendet eine Aktivität dann wieder mit dem Ausatmen. Die Teilnehmer üben dies einige Male. Dann üben wir eine weitere erleichternde Maßnahme, die weit über den rein körperlichen Aspekt hinausgeht: Deutlich leichter fällt die Aufrichtung immer dann, wenn man sich vorher auf den so genannten Ich-Punkt auf dem

Brustbein, unter dem die Thymusdrüse liegt, klopft und sich dabei gedanklich mit seinem Namen anspricht.
Ich mache es allen Anwesenden vor. Ich hebe meinen Kopf, atme dabei ein, richte mich damit auf und sage laut: »Ich, Sonja, bin hier in diesem Raum. Ich kann mich aufrichten und mich im Raum umschauen, mich orientieren. Ich, Sonja, bin hier.«
Die Kombination von richtigem Atmen und dieser Übung verhilft den meisten sofort zu einem deutlich entspannteren Gesichtsausdruck, und obwohl ihre Körperhaltung nun wesentlich besser geworden ist, wirken sie jetzt nicht mehr so angespannt in dieser Position.
Eine Teilnehmerin findet, dass ihre Füße nun deutlich besser und viel spürbarer auf dem Boden stehen.
Ich antworte, dass der Bodenkontakt auch im Sitzen sehr wichtig ist und dass er sich verbessert, sobald man sich aufrecht hinsetzt, weil dadurch mehr Druck auf die Füße und Beine kommt. Und dass man erst dann wieder gehen kann, wenn die Füße und Beine bereit sind, diesen Druck anzunehmen und den Körper wirklich zu tragen.

Die Schulung geht auch beim Mittagessen weiter

Und die Schulung geht weiter, auch beim anschließenden Mittagessen. Vom gut besetzten Nebentisch kommt ziemlich viel Unruhe zu uns herüber, was einige Teilnehmerinnen stört.
»Je mehr wir wieder lernen, unsere Umwelt wirklich wahrzunehmen, desto mehr Störungen müssen wir wieder zulassen – das Leben um uns herum ist ja auch ein Bestandteil unseres Lebens. Versuchen wir also, uns nicht stören zu lassen. Das Essen wird serviert, die Teller werden abgeräumt, das alles macht Geräusche, denn das Leben um uns herum geht weiter.«
Eine Frau hat Probleme damit, mit dem Messer ihr Fleisch zu zerteilen. Sie muss lernen, sich zunächst auf-

zurichten, die Schultern zu entspannen, die Arme locker zu heben ... und ich erläutere ihr, wie sie diese Aktivitäten andenken muss.

»Aber das dauert ja ewig, bis man das alles in Gedanken vorbereitet hat«, wendet sie ungeduldig ein. Ja. Mit Geduld sind wir alle nicht gesegnet und müssen mit unserer Krankheit doch so unendlich geduldig sein, sie fordert viel von uns. Von jetzt auf gleich geht das nicht, da hat diese »Schwester Ungeduld« natürlich Recht. Aber die gedankliche Vorbereitung unserer Bewegungen ist immer und für lange Zeit notwendig, bis solche Aktionen wieder automatisch gelingen. Und es gilt auch hier: Ein Mal ist kein Mal.

Nach einiger geistiger Vorarbeit und der nötigen Vorbereitungszeit gelingt es ihr besser, aber ich sehe ihr an, wie es sie ermüdet.

»Leg das Besteck aus der Hand, bestätige innerlich das, was dir gelungen ist, entspanne dich und erlaube dir, wieder zusammenzusinken, wenn die Anstrengung zu groß ist. Lass los, auch in Gedanken, und akzeptiere das, was ist.

Wichtig: immer wieder von vorn anfangen

Und dann fang von Neuem an und begleite alles mit deinen Gedanken: bei der Einatmung aufrichten, die Schultern zurücknehmen, den Arm entspannen, das Besteck in die Hand nehmen, die Gabel ins Schnitzel stechen, das Messer nehmen und mit ihm ein Stück abschneiden. Denk dabei schneiden, schneiden ...«

»Da ist es ja wirklich einfacher, wenn ich das meinen Mann machen lasse.«

Ja, auch da hat sie natürlich Recht, aber ist sie nicht hier, um dies alles wieder zu lernen? Sie kämpft noch einige Zeit weiter mit dem Schnitzel, bis sie ihre Tischnachbarin bittet, es ihr zu zerschneiden. »Aber ich habe verstanden, wie du es meinst, und auch, wie du das alles wiedererlangt hast. Das war ein schönes Stück Arbeit, nicht wahr?«

»Ich sah es nicht so, jedenfalls nicht immer. Ich war so gespannt darauf, zu erfahren, was alles möglich werden würde, dass ich es von Anfang an eher als Spiel betrachtete – es war mit dieser Einstellung dann keine Arbeit für mich.«
»Und wir sollen auch die Phase, in der wir uns wieder entspannen, mit unseren Gedanken begleiten?«, ergänzt eine andere das soeben Erlebte.
»Ja, immer! Das ist sogar ganz wichtig, denn auch das ist ja eine Bewegung, die du jetzt selbstbestimmt ausführst, du erlaubst es dir und willst nicht dagegen angehen. Und diese Entspannungsphase – die auch im Kopf und nicht nur im Körper stattfinden sollte – ist ein ganz wesentlicher Aspekt bei der Verbesserung deiner körperlichen Leistungsfähigkeit.«

Die Zeit nach dem Mittagessen kann jeder Teilnehmer nutzen, um sich auszuruhen. Manche machen sich Notizen, wer dazu in der Lage ist, kann auch einen kleinen Spaziergang machen und draußen die Welt in sich aufnehmen, wie wir es am Vormittag und auch am Mittagstisch geübt hatten.

Am Nachmittag geht es verstärkt um die innere Körperwahrnehmung

Um drei Uhr treffen wir uns wieder und jetzt geht es verstärkt um die innere Körperwahrnehmung; wir vergegenwärtigen uns dabei die Begriffe rechts und links, oben und unten, vorne und hinten.
Ich leite diese Körpermeditation an, von den Zehen bis hinauf zum Kopf, ganz geordnet zunächst, aber auch durcheinander geht es: links, rechts, oben und unten. Dies alles sind Definitionen, die allen vertraut sind, die aber bei jeder Störung des zentralen Nervensystems nicht mehr selbstverständlich mit dem Fühlen des Körpers, der Körperteile und der Funktionen verbunden sind. Der immer wieder beklagte Schwindel, die Gangunsicherheiten können nur durch die ständig wiederholte und gezielte Beschäftigung mit diesem

körperbezogenen Erfühlen der einzelnen Teile beseitigt werden.

Weil es so wichtig ist, widmen wir dieser Körpermeditation sehr viel Zeit, und beim Aufstehen bemerken fast alle, wie viel beweglicher und leichter sich ihr Körper nun anfühlt. Wir haben gedankliche Verknüpfungen hergestellt und dies hat unser Gehirn dankbar registriert. Durch permanentes Wiederholen können diese Verbindungen immer stabiler werden, die einzige Voraussetzung dafür ist: Man muss es wirklich tun ...

Und wieder wird der Zeitaspekt angesprochen: Die meisten sind in Familien sehr beansprucht, einige außerdem berufstätig. Alle befürchten, dass ihnen keine Zeit dafür übrig bleiben wird.

Wie viel Zeit man sich für die SoWi-Therapie wird nehmen müssen, ist auch davon abhängig, wie viel man übt und wie schnell man in der Lage ist, diese Übung ständig ins tägliche Leben zu integrieren.

Viele Dinge wird man nach wie vor ohne klare gedankliche Bestimmung tun müssen, weil einfach die Zeit nicht da ist.

Als Faustregel kann aber gelten: Mehr als 50 Prozent unserer Bewegungen sollten mit großer geistiger Beteiligung eingeleitet und ausgeführt werden, dann ist man auf dem besten Weg.

Mindestens die Hälfte unserer Bewegungen sollten mit großer geistiger Beteiligung eingeleitet und ausgeführt werden

Am Ende des Tages kam das Aha-Erlebnis einer Teilnehmerin, die im Anschluss an unsere Körpermeditation immer wieder – vergeblich – versucht hatte, ohne Zuhilfenahme der Hände vom Stuhl aufzustehen. Es gelang ihr fast ohne Anstrengung, nachdem ich zu ihr gesagt hatte: »Nimm doch bitte deine Augen, den Kopf mit in die Bewegung. Du musst deinen Kopf und deinen Körper schon mitnehmen; wenn du dabei nach unten siehst und nur deine Füße und Beine ansprichst, klappt es nicht – schau nach vorne und ein wenig nach oben.« Sie tat es und das freie Aufstehen gelang.

So ein Seminartag ist natürlich anstrengend, immer aber auch beglückend, denn ich gehe mit der Gewissheit nach Hause, dass viele Teilnehmer heute ihren Weg zurück zur Beweglichkeit begonnen haben.

Die SoWi-Therapie in Stichworten

- Nichts erzwingen wollen, spielerisch bleiben
- Sich zur Ruhe kommen lassen
- Sich Zeit nehmen, um sich körperlich und mit seinen Emotionen zu spüren
- Körperhaltung und Berührungsflächen mit der Umgebung wahrnehmen
- Atembewegung wahrnehmen (nicht kontrollieren oder verändern – Gefahr der Hyperventilation)
- Ich-Punkt berühren und sich ansprechen (»Mein Name ist …«) – und fühlen, was sich verändert
- Orientierung im Raum und am Körper – was ist oben unten, vorne, hinten …
- Benennen und Andenken aller Körperteile zunächst auf derselben Körperseite (rechte Hand, rechter Unterarm …), dann auf beiden Seiten (rechte Schulter, linke Schulter …)
- Sich immer wieder auf die Körpermitte besinnen
- Sich die Funktionen und Bewegungsmöglichkeiten der einzelnen Körperteile vorstellen (z.B. Finger spreizen und wieder schließen)
- Die (möglichst plastische) Vorstellung wiederholen
- Auf richtiges Wiederholen achten (kein gebetsmühlenartiges Leiern, kein Maschinengewehrfeuer, keine Willensanstrengung, nicht mit Gewalt, sondern spielerisch-leicht. Es ist gar nicht so leicht, die richtige Arbeitshaltung einzunehmen
- Schließlich ein Körperteil auffordern, eine Bewegung auszuführen
- Abwarten und eine hoffnungsvolle, positive Grundstimmung zulassen

Anhang

Literatur

Feldenkrais, Moshe: »Bewusstheit durch Bewegung«. Suhrkamp Verlag, Frankfurt a.M.

Feldenkrais, Moshe: »Die Entdeckung des Selbstverständlichen«. Suhrkamp Verlag, Frankfurt a.M.

King, Serge Kahili: »Der Stadt-Schamane«. Lüchow

King, Serge Kahili: »Ihr Körper glaubt, was Sie ihm sagen«. Aurum Verlag, Braunschweig

Mecklenfeld, Dorothee: »Spürend leben lernen«. verlag modernes lernen – Dortmund

Mulfort, Prentice: »Von der Kraft des Menschen«. Heyne, München

Piaget, Jean: »Das Erwachen der Intelligenz beim Kinde«. dtv, München

Tolle, Eckhart: »Jetzt.« J. Kamphausen, Bielefeld

Weihe, Wolfgang: »Multiple Sklerose«. Carl Gustav Carus Verlag, Bad Zwesten

Weihe, Wolfgang: »Warum die MS besser ist als ihr Ruf«. Carl Gustav Carus Verlag, Bad Zwesten

Weihe, Wolfgang: »Was Sie schon immer über MS wissen wollten – Antworten auf die häufigsten Fragen zur Multiplen Sklerose«. Carl Gustav Carus Verlag, Bad Zwesten

Zaruba, Barbara: »Diagnose MS. Wie ich meine Hoffnung wiederfand.« nymphenburger, München

Adressen

Sonja Wierk
E-Mail: sowipost@aol.com

Barbara Zaruba
E-Mail: barbara.zaruba@t-online.de
Internet: www.sowi-therapie.de

Bestelladresse CD:
Horizont-Schule Bremerhaven
Jakob-Kaiser-Straße 49
27578 Bremerhaven
oder E-Mail: sowipost@aol.com

Sachwortverzeichnis